キャラクターが来る

精神科外来

自治医科大学精神医学講座　須田史朗
小林聡幸

金原出版株式会社

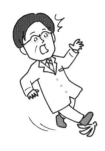

コロナんでもただでは起きぬ

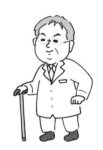

　人からいい評価をされるというのは、つまり褒められるというのは嬉しいものであるが、悪い評価は願い下げである。傷つく、落ち込む。担任の先生に呼び出された昔日から、医者になって就職したのち院長だの教授だのに呼び出されるようになっても、エライ人から呼ばれるのは、イヤだ。たいてい褒められない。だから権威ある人の前には行きたくない。

　診断されるということ、医者という権威のもとで医学的に診断されるということは病気を持っていると評価されることである。上記のような意味での悪い評価と同じではないが、病気と評価されるのはありがたくないこともまた確かである。「健康診断」というのがあるではないか、といわれるかも知れないが、健康は診断できない。それは悪魔の証明というやつであり、「健康診断」は想定されるいくつかの疾患がないようだといっているに過ぎない。

　だから、誰しも医者から診断はされたくないとふつうは思っているだろうし、ときにマスコミが著名人を診断するようなコメントを医者に求めることがあるけれども、そういうのは嫌われることが多い。特に精神科の診断において顕著なのは、精神疾患があるとされることがあたかも人格攻撃であるかのようにとらえられるからで、そう感じること自体が精神疾患への偏見に他ならないのであるが、自分の好きな著名人に精神科医が診断を下したりすることに非常な不愉快感を覚える人も多いようだ。偏見ですけれどね。

　このように何かと嫌われる診断だが、診断は医療のまさに入口に位置する非常に重要な営みである。ナニナニ病だと断言できなくとも、だいたいこのあたりの疾患だとか、現状はこんな状態になっているようだとか、何らかの診断的な見通しがないと治療は始められないからである。だから、医学教育においても診断が枢要なのは論を待たない。

しかしその教育に横槍が入った。

　話は 2020 年 4 月に遡る。われわれの属する自治医科大学においても、いつも通り新学期が始まった。もっともすでに暗雲は垂れこめ始めていたのだが。

　2019 年暮れに中国は武漢で新型のコロナ・ウイルス（SARS-CoV-2 と名づけられた）による集団感染が発生し、2020 年 1 月 15 日には日本で最初の患者が報告された。2 月に入って横浜港に停泊したクルーズ船内での集団感染に耳目が集まるうち、ヨーロッパ、次いでアメリカで感染拡大し、日本でも 3 月下旬からいわゆる感染第 1 波が始まった。政府は 4 月 7 日に 7 都府県に緊急事態宣言を「発出」し、4 月 16 日に対象を全国に拡大、ゴールデンウィーク明けまで継続された。

　新学期が始まって 1 週間ばかりの自治医科大学でもこれを受けて学生の講義や実習をすべてオンラインに移行することが要請された。急遽、オンライン用教材を作り、さて、実際に患者と接する機会については何をもって代用しようかということになり、須田教授から、物語や歴史上の人物を精神科診断させるレポートはどうかという提案があった。ついでに医学生の診断をまとめたら本にならないだろうかというのだ。

　当初、私は難色を示した。1 学年 120 人ほどのレポートに目を通すこと自体は教員としてイヤとは言えないが、学生がこちらの知らないキャラクターを提示してくる可能性が高く、知らないキャラを学生が正しく評価しているかどうかは判断が困難で、レポート評価が相当に難事業のように思われたからである。しかし考えてみると実際の患者を前にして診断を検討する代わりとしてなかなかうまい方法であることは確かだし、学生たちがどんなキャラクターを出してくるか見てみたい気がしてきたのである。

　精神科の診断において重要なツールに DSM がある。アメリカ精神医学会による『診断と統計のためのマニュアル（Diagnostic and Statistical Manual of Mental Disorders）』であり、初版は 1952 年だが、1980 年の第 3 版、つまり DSM-Ⅲ以降、日本の臨床にも浸透し、最新版は 2013 年の第 5 版、

DSM-5 である。

　他方、WHO の国際疾病分類 ICD も用いられており、現在使われているのは ICD-10 だが、すでに 2018 年に ICD-11 が公表されており、和訳と日本への適用の最中にある。

　これらには疾患の診断基準が掲載されているわけだが、症状が列挙され、いくつ以上の症状があり、これこれの条件を満たせば診断されるなどというように設えられている。精神疾患は原因が特定されていないものが多く、検査でこの値が出ればこの病気とわかるような指標、つまり生物学的マーカーもほとんどない。先入見なく誰もが一定の診断に至ることを目指して作成されたのがこれらの診断基準で、仮説に留まるしかない原因に参照することを慎んだがために、表面的に症状をとらえて当てはまる数を数えるという形にならざるを得ない。そうすると誰もが当てはめて診断できるような表ができあがる。DSM も誰もが当てはめてよいとは書いておらず、経験ある精神科医が用いるべしとしているのだが、安直に当てはめられるようにできているのも事実である。

　たとえば、誰かが泣いているのは、微妙な泣き方をする人は例外として、かなり明らかだ。診断基準の一項目にしたら間違いなく誰もが「泣いている」と判断可能だろう。だが、悲しくて泣いているのか、悔しくて泣いているのか、嬉しくて泣いているのか、本人にも何だかわからないまま泣いているのか、外から観察していても推測以上のことはできず、誰もが同じ診立てをするとは限らない領域に入る。診断するということは「泣いている」という現象を拾いつつ、その背景にありえる不確実な患者の内面を、精神の生理学を、異常心理学を、あるいはその実存を推し量って、有機的な全体像をとらえるところまで行かねばならない。ところが診断基準の表はそんなことにまでは言及せず、ただ当てはめてくれとばかりにそこにあるのである。

　キャラクターの診断演習はただ当てはめるだけではすまないという診断の機微に触れる機会になるだろう。

　感染第 2 波が収まりつつあった夏休み明けからは、対面授業と病棟に入っての臨床実習が再開された。しかしキャラクター診断演習のレポートは継続

した。4年生の必修の実習のほか、4月からの新6年生と翌年1月からの5年生の選択制の実習の学生にも同じ課題を課し、選択制の学生には1人2編を書いてもらうので、150編超のレポートを得る算段である。

　せっかく苦労して書いてくれるのだから、できれば全員のレポートを本にまとめたかったが、さすがにそれでは分厚くなりすぎる。また同じキャラクターの診断を複数の学生が提出してくることは容易に想像がついたし、取捨選択せざるを得ないことは明らかだった。幸いこの、"コロナ禍でもただでは起きない"企画を金原出版で引き受けてもらえることになったが、書籍として上梓する以上、学生のレポート部分も読みやすく推敲あるいは改変する必要があり、書いてくれた学生の署名を入れることも断念した。レポートを提出して本書制作に協力してくれた学生諸氏のご芳名は別に一覧で掲載させていただく。

　教科書のように診断毎にまとめたほうが読みやすいのはわかっていたが、学生が取り上げるキャラクターにさまざまな診断がまんべんなく網羅されてくるだろうとは到底思えなかった。案の定、学生の診断は発達障害やパーソナリティ障害が多かったが、それはそう診断できそうなキャラクターが巷にあふれているということでもあろう。

　そこで、われわれが妥当だと思う診断ではなく、学生が診断してきた病名毎にまとめてみることにした。たとえば、本書の「統合失調症」のChapterでは、学生がそう診断してきたというだけで、ほぼすべて統合失調症診断を否定する議論となっている。ある意味、裏側からの診断であって、統合失調症ではないというキャラを検討することで、統合失調症の何たるかを炙り出すことにならないかという期待がある。

　そうして病名でまとめたものの、教科書のように網羅的にはなっていない。神経発達障害群からは、「注意欠如・多動症」と「自閉スペクトラム症」を独立のChapterにした。「神経症」はDSM-5には採用されていない病名だが、従来の広義の神経症に該当するであろういくつかの診断名を「神経症とその周辺」としてまとめた。心的外傷後ストレス障害と解離性同一症は多かったので1Chapterにまとめて独立させた。認知症は「大好きなあなたのことを忘れてしまう」類の映画やドラマがいくつもあったと思うが、ひとつのChapterを組むだけのレポート数がなく、ちょっと残念である。

またレポートと教員のコメントの羅列だけではいささか面白くないので、学生との架空の対話を間に配した。これも学生のレポートがもとになっているので、アクチュアルではないがヴァーチャルな対話である。

　いまだ実際の患者と触れる機会があまりない学生たちだが、座学で学んだ知識と持ち前の知力を振り絞ってレポートに取り組んでくれた。それぞれが力作であった。
　しかしながら、学生のレポートで気になったのは、キャラクターがいて、作品世界があって、そして診断する自分がどこに立っているかという自覚がないものが少なからずあったことである。これについては Chapter 1 で取り上げたが、桃太郎が桃から産まれたと思っているお爺さんとお婆さんは認知症で妄想があるみたいな話になってしまう。
　もうひとつは作品の設定として、たとえば自閉スペクトラム症と公言されているものをそのままレポートにしてくるというもの。これは他院から紹介状を持ってきた患者に類比することができる。紹介状に「自閉スペクトラム症」と書いてあるからといって鵜呑みにするのはヤブ。まともな医者ならもう一度よく患者やその家族の話を聞いてあらためて診断を考えるはずである。
　診断病名についてもおおむね DSM-5 に依拠したレポートが多く、教員のコメントも基本路線として DSM-5 に準拠している。DSM-5 の日本語版の作成にはいくつかの学会が協議したためにひとつにまとまらず、「自閉スペクトラム症 / 自閉症スペクトラム障害」などと併記されている項目も多いが、本書ではきちんと統一せずに使用している。操作的診断に依拠することで、そのピットフォールもよく現れてきたと思う。診断基準に当てはまることは拾うけれど、その診断らしくない諸々の症状については拾わないという現象が起きるのである。

　年が明けて、2021 年。暮れからの感染第 3 波で、実習は再びオンラインとなったが、6 週間でそれは明け、2 月後半の 2 週間だけは学生がまた病棟・外来に戻ってきた。これで 1 年間のミッション終了。数えてみると 109 キャラクターが集まった。ちなみにレポート数の多かったキャラ三傑は、野比の

び太（『ドラえもん』）、夜神 月（『DEATH NOTE』）、我妻善逸（『鬼滅の刃』）である。

　のび太くんは長年日本人に親しまれてきたキャラクターなので当然だが、少なくともマンガ連載はもうずいぶん前の『DEATH NOTE』の躍進は、登場人物のキャラが立っていたからであろうか。『鬼滅の刃』はこの時期に大ヒットしていたので　作品単位でいえば一番レポートが多かったのも意外ではない。もっとも誰も主人公の竈門炭治郎は取り上げてくれなかった。さまざまに性格の偏った主人公の多い昨今、人格的にバランスのいい一昔前の主人公の系譜で、診断しにくかったのだと思う。

　本書は医学生や研修医にはもちろん、精神科に関心を持つ一般の方々、歴史や物語を別の視点から楽しんでみたい方にも読んでいただければと思う。願わくば、ご一読のうえこれは良書とご診断を賜りたい。つまり、「面白かったよ」とよい評価を、いやさ、褒めてちょうだい、おたくの学生さんはなかなかのものだと。

自治医科大学精神医学講座

小林聡幸

CONTENTS

Chapter 1

キャラクターと作品世界と それを診断する視座

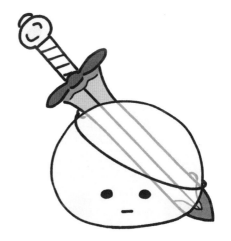

キャラクターは作品世界に立つ

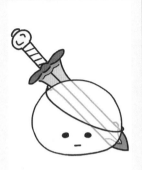

▶ **転生したらスライムだった件**
　　　　　　　リムル＝テンペスト

▶ 原作：伏瀬　漫画：川上泰樹
　イラスト原案：みっつばー
▶ 小説：マイクロマガジン社，2014 年〜
　漫画：月刊少年シリウス（講談社），2015 年〜

小林先生、精神科のレポートですがリムル＝テンペストを取り上げてみようと思うんですけど。

それは何に登場するキャラでしょう？

『転生したらスライムだった件』です✨

聞いたことはあるが……アニメですか？

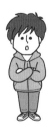

もともと Web ノベルで、それがライトノベルとして出版され、さらにマンガ化、アニメ化されました。

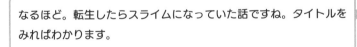
なるほど。転生したらスライムになっていた話ですね。タイトルをみればわかります。

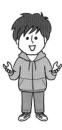

はいはい。現代の日本で、通り魔に刺されて死んでしまった三上 悟という男性が、異世界でスライムに転生してしまいます。
そのスライムがリムル＝テンペストです。基本的には温厚で平和主義であり、人に頼まれると断れない性格です。しかし、仲間を傷つけられると容赦しないという面も持ち合わせています。また、絶対的な強さを誇り、向かってくる敵をほとんどひとりでなぎ倒してしまいます。その強さや人柄から臣下や国民から慕われているのです。

ええー。スライムってあのぐにゃぐにゃなやつじゃないの？

そうなんですけど、この作品のスライムはいろいろな能力を取り込んでどんどん強くなって、ついには国を打ち立てるのです。

なんかようわからんが、異世界転生ものは流行っているようですねえ。診断はつきますか。

このキャラクターに該当する精神疾患は、**妄想型の統合失調症**ではないかと考えます。

あらま。どうして統合失調症なんでしょう。

妄想知覚や妄想着想などの思考の異常がみられるからです。

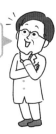

それは、どんな？

自分は前世で死んだと思っています。

あ。

自分は異世界でモンスターであるスライムに転生したと思っています。自分は魔力を持っており、魔法を使うことができると思っています。

あわわ🌀

自分には変身能力があると思っています。自分は一国の主であると思っています。

あちゃちゃちゃ🌀🌀

また、ドラゴンや鬼、ゴブリンなどといったモンスターと会話することができるので幻視・幻聴を呈しています。さらに、スライムとして生まれたてのころには、言葉を発することができず、意思を念に乗せてドラゴンと会話していたので、思考伝播・思考吹入などが生じていました。

あー、キャラクター診断で**陥りがちな罠**にはまっちゃいましたねえ。

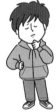
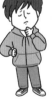

罠、ですか。

キャラクターを診断するという特殊な状況下で混乱してしまう学生さん、結構います。つまりね、君の議論だと**異世界転生ものの主人公はすべて妄想型統合失調症になってしまう**ってことです。

えっ！？

主人公ばかりじゃなくて、周囲の登場人物も魔法が存在するという妄想を持っていますね。この異世界の住人はすべて統合失調症なんでしょうか。

そういう診断に……なるんじゃないでしょうか

転生ものばかりではないですよね。ファンタジーやSFもみな妄想になっちゃいますよ。エルフ族が存在するとか、超光速飛行が可能とか。
昔よく話のネタに使ったSF映画に『インデペンデンス・デイ』があります。観たことあります？

いや、ないです。

もう古い映画になっちゃって学生さん知らない人が多いんですけど宇宙人が攻めてくる話ですね。宇宙人の侵攻が始まる前に、飲んだくれのおっさんが「おれは、むかし宇宙人にさらわれて体中調べられたんだ」などとくだを巻いているんです。
これ妄想ですよね。

アルコールによる妄想ですか。

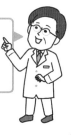

ところが、ある日突然、本当に宇宙人が攻めてくるんです。
そうすると、このおっさんの言っていることは妄想じゃなくなりますか？

妄想じゃなくなります。

そうですか？　君は宇宙人が攻めてくると思っていますか？

いや、思ってませんけど。

じゃあ、宇宙人が攻めてくるなんて妄想だと思うでしょ？

妄想だと思います！

この映画の登場人物、つまりこの映画における世界中の人類は宇宙人が攻めてきたと思っているので妄想ですよね。人類みな妄想です

えええと…それは……

何百年か前には、太陽が地球のまわりを回っているとみんな思っていましたよね。
これは妄想ですか。

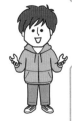

当時は……妄想じゃなかったと思います。

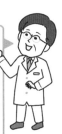

『リムル＝テンペスト』の妄想として君が挙げたことは、作品の設定です。**作品の設定とは現実世界の常識に相当する**といってもいいかもしれません。常識についてはふつう妄想とはいわないわけでしょう？
ガリレオ以前は「地球が回る」と言ったら妄想で、ガリレオ以降というか、ガリレオ説が受け入れられた後では常識です。歴史上の人

物の診断だったら、その時代の常識や風習を考えることが必要になりますね。精神科診断は環境との相関が大事なんです。キャラクターは作品世界に生きていて、その世界の設定に対してどういう態度をとっているかをみないといけません。

つまりこの世界から診断するんじゃなくて、作品世界に立って診断を考えないといけないんです。実際の患者は現実世界に生きていて、この現実世界の常識に対してどういう態度をとっているか、それが重要ですね。

じゃあ、患者を取り巻く状況がわからないと診断はできないってことですね。

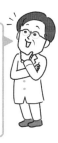

もちろん推論の仕方が明らかに異常なので妄想とわかるという場合もありますよ。逆に本当に宇宙人に出会った人はおそらく筋の通った話をするので、これは妄想ではないんじゃないかと思えてくるんじゃないでしょうか。

実は私、宇宙人の友人が……。

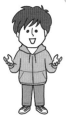

馬鹿言わないでください

どんなにぶっ飛んだ内容でも
信じることから診察は始まる

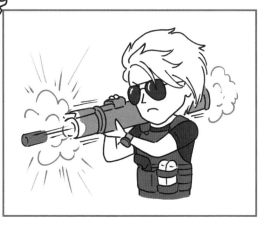

🔄 サラ・コナー

出典 ジャームズ・キャメロン監督：ターミネーター 2（映画），1991 年

人物紹介

サラ・コナーは映画『ターミネーター』の登場人物である。
ここでは『ターミネーター』シリーズの中でも『ターミネーター 2』のサラ・コナーを取り上げる。

サラ・コナーは「審判の日」と呼ばれる、コンピューターによる人類への攻撃で始まる戦争において人類の指導者となるジョン・コナーの母親として登場する。前作『ターミネーター』のエンディングにおいて、自らを殺しに未来からやってきた「ターミネーター」と呼ばれるサイボーグを、サイバーダイン社のプレス機によってサラ・コナーは粉砕する。
自分を殺しにサイボーグが未来からやってきた、機械によって人類が滅亡するといった発言などから精神疾患と診断されて、『ターミネーター 2』では精神病院に隔離されている。病院の詳細についてはわからない。
作中でサラ・コナーは重度の統合失調症であり、うつ病状、凶暴性、神経錯乱、被害妄想が見られると担当医のシルバーマンが述べている。

考　察

　サラ・コナーの統合失調症という作中の診断が果たして正しいのかを考察してみる。まず、ターミネーターが自分を殺しにきた、機械が人類を滅ぼすという発言は紛れもない妄想気分だといってよい。世界没落体験が顕著にみられている。警察官との話し合いのシーンではずっとうつむいたままで、何を言われても表情を変えず、感情や疎通性に欠けているという描写も統合失調症の自閉的な側面に合致する。

　次に凶暴性について。担当医シルバーマンの発言では会話中にペンで膝を刺されたことがあるという。またサラ・コナーが病室で懸垂をしてトレーニングをするシーンがあるが、これは精神病院を脱走し、脱走した先で息子をターミネーターから守るという目的で鍛えているものと思われる。体を鍛えることが凶暴だということはできないが、これらから確かに凶暴な側面がみられる。しかしこれが統合失調症の症状だというのは難しい。

　こう考えると統合失調症の診断を下すまでの根拠があるのかには怪しい面がある。しかし統合失調症と診断されている前提でサラ・コナーを見てみるとその症状とも思える側面はある。

「統合失調症」と考えます

教員のコメント
精神疾患には該当しないでしょうね

　作品の設定が事実だとすると、ターミネーターが自分を殺しにきた、機械が人類を滅ぼすという発言は了解可能です。したがって、正常ということになります。ただし、衝動性が強くエネルギッシュということで躁病、双極性障害の診断は当てはまる可能性はありますが。

　患者が確信に満ち、鬼気迫る勢いで事実を何とか周囲に伝えようと頑張っ

ていて、その内容に「タイムトラベルが可能である」ということ以外の論理的飛躍がない場合、精神科医としてはどのように対応すべきか考えてみましょう。

　まず、いったん「タイムトラベルが可能である」と仮定してよく話を聞いてみましょう。患者が統合失調症である場合、上記以外の論理的飛躍や破綻、つまり、妄想の発展のきっかけとなるような出来事から「ターミネーターが自分を殺しにきた、機械が人類を滅ぼす」という思考に至るまでの過程にどうも腑に落ちないところが見つかると思います。その過程に全く矛盾が含まれず、かつ「タイムトラベルが不可能である」場合は高度に妄想が体系化した妄想性障害ということになると思います。妄想以外の症状はないので**統合失調症の診断にはあたりません。**

　この担当医はかなりのボンクラですね。単に制作側が愚鈍な精神科医を描きたかったのでしょうけれど。

（須田史朗）

人の褌で相撲を取る

　本書はアニメや漫画、小説などに登場する2次元キャラクターに対する考察で構成される。すなわち、2次元に対する二次創作である。そうなると、オリジナリティーはどこに？　という疑問が湧いてきそうではあるが、この点について論点を整理してみたい。

　そもそも医学というものは、生体の構造・機能および疾病を研究し、疾病の診断・治療・予防の方法を開発する学問であり（広辞苑 第7版より）、生体に起きた現象を観察しその要因について考察するものである。精神医学においても、精神現象を観察し、その結果を考察するという構造は変わらない。どんなに新しい学説を導き出したとしても、その起源（origin）となる現象は患者から生じたものであり、それに対する考察は二次創作そのものである。逆に実際にはない現象を作者が作り出してしまっては、妄想、あるいは捏造となってしまう。したがって、精神医学においては「パイオニア」はあっても、「オリジナル」は存在しないのである。こうして仰々しい言い訳をしながら、精神科医は日々人の褌で相撲を取り続ける。

（須田史朗）

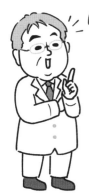

その想像力の欠如はどこにあるのか

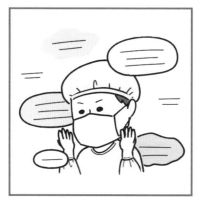

⤵ **里見健一**

出典　佐藤マコト：サトラレ, モーニング KC（講談社）/ イブニング KC（講談社）, 2000 ～ 2005 年

人物紹介

　思ったことが口に出さなくても近くにいる人の頭の中に伝播し、悟られてしまう人のことを「サトラレ」と呼ぶ。1000 万人に 1 人の確率で存在し、彼らは例外なくIQ 180 以上の天才である。だが、彼らは自分が悟られていることを知らない。サトラレであることを自覚してしまうと精神的に耐えられないことから、政府が彼らの能力を社会に活かすため保護法を制定し、徹底的に保護しているためである。

里見健一は「サトラレ」の症例 7 号であり、新米外科医である。里見は岐阜の田舎町で祖母と暮らしており、ほとんど町を出たことがない。あらゆる思考が思念波となって周囲に伝播してしまうため、恋愛もうまくいかず、外科医であるが手術を任されたこともない。当初政府は里見が外科医になることを見守っていたが、臨床には不向きであった。病院は彼の思念波に振り回され、保護しきれない状態であったため、彼のIQ の高さを活かせ、かつ保護しやすい薬学研究所への転職が計画された。しかし、里見の嘘偽りのない思念波が患者に評価されるようになる。

考　察

　「思考伝播」は統合失調症の代表的な症状のひとつである。しかし、統合失調症の思考伝播は、頭で考えていることが他人にも知られていると患者本人が感じている状態であり、実際に周囲の人に考えが直接伝わっていることはない。しかも作中で描かれる里見は思考伝播を自覚していないため、周囲の反応に違和感を抱くことがあっても本人の生活には支障をきたしていない。この点で統合失調症と確定診断するのは難しいかもしれない。

　思考伝播を上述の定義通りに自覚していたとして、DSM-5 の診断基準に当てはめると、幼少期から存在し、症状の出現期間は十分であるが、症状は 1 つのみであり、ほかに幻覚やまとまりのない発語などの症状の存在はない。また、成長過程で期待される対人的、学業的、職業的水準に達していない、という事実もない。この点から確実に統合失調症と診断することはできない。一方で、ほかの医学的疾患や生理的作用による障害でもなく、自閉スペクトラム症やコミュニケーション症の病歴もなく、ほかに鑑別の上位に上がる疾患は想定されない。

　思考伝播のみの症状だとしても、作中で症例 1 号として登場する思考伝播を自覚する男性は、その症状に苦しみ、周囲に知られてしまうために自殺することも許されず無人島で誰とも関わらず生活している。このように思考伝播を自覚しながら生活することはあらゆる日常生活に支障をきたすため、確定診断に至らなくとも疑い例として症状緩和のために薬物治療や認知行動療法などの早期介入が必要だと考える。

「統合失調症疑い」と考えます

教員のコメント
「アレキシサイミア」と考えるべきなのでしょう

　この課題は、作品世界を尊重し、そこに記載されている出来事が事実であると仮定して診断していただくことを前提として考えていましたので、その仮定の上に議論を進めてみましょう。

　IQ 180 の能力がある当事者が、サトラレ現象が世の中に存在することを知らないまま一生を終える、というのは現実的に無理があります。特に自身が医師である里見健一が、「先天性 R 型脳梁変性症」そのものの知識を持っていない、ということも起こりにくいと思います。そうなると、問題になるのは自身がサトラレである可能性に思考が及ばないのはなぜか、その想像力の欠如はどこにあるのか、という点になるのではないでしょうか。

　すべてのことについて、微塵も疑うことのない素直かつ純粋なパーソナリティを青年期以降も維持できるように教育されているのであれば、正常ということになりますが、重大な想像力の欠如があるのであれば、自らの感情を認識し表現することが不得意で、想像力、空想力の乏しい**アレキシサイミア（失感情症）**の存在が考えられます。

　アレキシサイミアは自閉スペクトラム症（ASD）に多く、里見にも ASD の傾向があるのかもしれません。ASD には飛び抜けた能力を持つサヴァン症候群が併存することがあるので、IQ がきわめて高い、という特徴にも一致します。

（須田史朗）

ティーブレーク **ニューロダイバーシティ**

　ニューロダイバーシティとは、脳神経（Neuro-）と多様性（Diversity）という2つの言葉を組み合わせた造語であり、脳神経の構造的・機能的変異とそれに由来する個々の特性の違いを多様性・個性とする概念である。具体的にはASD、ADHD、学習障害といった発達特性を能力の欠如や優劣ではなく、ヒトゲノムの病的ではない範囲内の変異がもたらす結果として捉え、こうした個性を持つもの同士でお互いに尊重し、それらの違いを社会の中で活かしていこう、とする社会的な動きがこれに含まれる。

　近年、精神医学の領域では疾患分類において、いわゆる「発達障害圏」の病名に対してはネガティブなイメージのある「〜障害」という用語を用いず、「〜症、神経発達症」という用語で統一しようとする動きが加速している。これもニューロダイバーシティ概念を踏襲するものである。一方で、行き過ぎたニューロダイバーシティ概念は、治療可能な病態までをも個性と捉え、治療そのものを放棄する主張を生み出すとの指摘があるが、高度情報化の発展により人々の生活が大きく多様化している現代社会において、この概念は理にかなっている部分が多い（と私は考える）。

　少子高齢化が進むわが国において、就労人口の減少は頭の痛い問題である。また、両親の高齢化は神経発達症群と関連するため、こうした個性を持つ人はますます増加していくことが予想される。社会全体が大きく多様化していく流れの中では、これまでの通り一遍な戦略では企業は競争力を保てない。パラダイム・シフトを生み出すような新しい発想が常に求められるようになっており、こうした場面では、発達特性が有利に働くこともあるだろう。特に「（持続力はないが）爆発的な集中力」「特定の分野における高い専門性と深い知識」「常識にとらわれない創造性」などはときに大きな強みとなる。

　多様な人材を幅広く雇用し、イノベーション創出や生産性向上を促すダイバーシティ経営は、就労人口が減少し経済成長の鈍化しているわが国において、企業の国際競争力強化の観点からも不可欠である。中でも、さまざまな発達特性を研究開発や運営に活かし、企業の戦力としていくニューロダイバーシティに基づいた施策は一定の成果を上げており、注目すべき成長戦略として近年関心が高まっている。特にわが国では発達特性を持つ人々が活躍しにくい社会的状況が続いていたが、経済産業省もようやく本腰を入れ始めている。やや遅きに失した感が否めなくもないが、それでも大きな一歩を踏み出したといえるだろう。

経済産業省HPより(https://www.meti.go.jp/policy/economy/jinzai/diversity/neurodiversity/neurodiversity.html)

（須田史朗）

Chapter 2

注意欠如・多動症

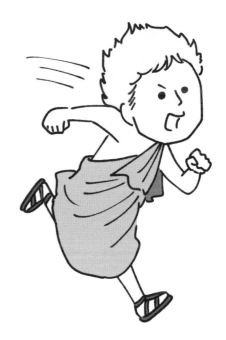

診断基準みながらの
症状さがしは
誤診のもと

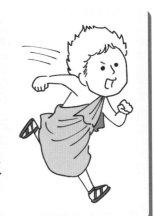

▶走れメロス

メロス

....

▶太宰治
▶『女の決闘』より，河出書房，東京，1940 年

ぼくはメロスを診断します。

『走れメロス』か。きみらの頃も教科書に載っていたの？

載ってました。

で、何と診断する？

注意欠如・多動症、ADHD です。

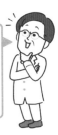

「メロスは激怒した。必ず、かの邪智暴虐の王を除かなければなら
ぬと決意した」。そういわれてみると、何かそんな気もするね。実
はメロスじゃなくて、太宰 治が ADHD だという説を唱えた本なら
あるんですよ。

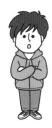

そうなんですか。

まあ通常、太宰は慢性的な空虚感から刹那的な人間関係に耽溺しているという点で境界性パーソナリティ障害なんていわれているけれど。加えて、自己愛的なところもよく指摘されるね。
同じく自己愛的といわれる三島由紀夫は太宰のことをえらく嫌っていたらしい。マッチョ志向の三島からは太宰はダメな男に見えたのかねえ。ともあれ、メロスとはどんな人物でしょう？

年齢は書いてないですけど、16歳の妹がいますから、20歳前後の男性と考えられます。
シラクス近くの村の牧人です。

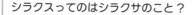

シラクスってのはシラクサのこと？

イタリアのシチリア島ですね。メロスは笛を吹き、羊と遊んで暮らしていました。

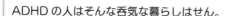

ADHDの人はそんな呑気な暮らしはせん。

ちょっと待ってください。説明の途中です
話の腰を折る先生こそADHDでは？

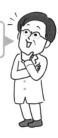

なかなか鋭い指摘です

両親はおらず、独身で、妹と2人暮らしです。妹の結婚を控えていて、シラクスの町に買い出しに出かけたら、町の様子がおかしいことに気づきます。

さてそろそろ診断に入りますか。

ます第1点、メロスには**衝動性**があります❗

えぇー🐏

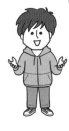

メロスははじめ、シラクスの町に来たときに町が静かなことに気づき、周囲にいる2人に何かあったのかと尋ねています。そのとき2人目の何も話そうとしない老人に対して、すぐに体を揺すぶって質問を重ねていることは衝動性が高いと考えます。

またそのあと、王の悪政を知り激怒し、そのまま王城へ行って捕まるんですけど、これも計画性は一切感じられず、衝動性が高いと考えられます。王に対し、「死ぬ覚悟はあるが妹の結婚式を挙げさせてくれ」という内容を願うところからも衝動性の高いことがわかります。家に帰ってからもメロスの衝動性の高さは随所に現れています。明日妹の結婚式を挙げると言い出し、準備をして急に眠り、夜に突然新郎の家に明日結婚式を挙げると説得に行き翌日式を挙げる。これらも衝動性が高いことを示唆しています。

待って、待って。**衝動性って何だろ**。熟考せずに行動してしまうことを言っているのかな。この『現代精神医学事典』をみてみようか。ここには「衝動行為」という項目しかないけど、衝動とは「神経線維に沿って流れるインパルスから借りた精神分析用語で」「行動へと放出されるのを強制されるような心の動きのことである」とされているね。「エスを出発点にもつので衝動は願望、欲望、欲動と同義語として使われることが多く、自我の検閲を十分に受けないまま、行動に移行するので衝動行為と呼ばれる」。

簡単にいえば、**やりたいけど禁じられていることを熟慮なくやってしまう傾向**が衝動性なんだよ。

王城に乗り込むなんて禁じられていることになりませんか。

典型的な衝動のイメージとしては、本心ではやりたいことだけれど、法律とか道徳とか、体面とかでやってはいけないということになっていることを考えもせずにやってしまうという感じかな。まあ、大雑把にいえば、**本能に任せて行動してしまう**といった感じ。メロスは正義感に駆られて行動しているでしょう。それに DSM-5 の診断基準だと「多動性および衝動性」と書いてあるのに、どうしてきみは多動性のほうは論じないの？

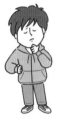

多動性に当てはまりそうなことはなさそうなんです

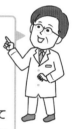

ADHD の衝動性は多動性の延長線上にあって、不適切な場面で思わず何かしてしまうという感じの記載ですよね。ちょっと青空文庫に落ちているから『走れメロス』の原文をちゃんと参照してみようか。どれどれ……。
"2 人目の何も話そうとしない老人に対してすぐに体を揺すぶって質問を重ねている" のは 2 年前と違って町の様子が異様なことに「だんだん不安になって」きて、若い衆に聞いても要領を得ず、「しばらく歩いて」から会った老爺も口を濁す、そこで体を揺すって無理やり聞き出そうとする。読者に、常識を外れた行動とはとられないように、太宰は段階を踏まえて描写しているんじゃないかな。

まあ、そう言われればそうですけど。

とはいえメロスという人物が凡人ではないことも太宰は主張していますね。「メロスは、単純な男であった」。そのうえ「邪悪に対しては、人一倍に敏感であった」とある。だから " 王の悪政を知り激怒し、そのまま王城へ行って捕まる " のは確かに計画性がないけれど、

正義感の強い単純な男として当然のことといえませんか。

正義感が強くて単純というのが病的なほどだとすると、まずは**知的障害**の場合があります。「笛を吹き、羊と遊んで暮らして来た」「村の牧人」だというので、教育水準は高くないのでしょうが、王とのやりとりをみるかぎり、さほど知的に低くはなさそうです。「一ばんきらいなものは、人を疑う事と、それから、嘘をつく事だ」というメロスは、いささか融通がきかないようで、それは**自閉スペクトラム症**の特徴かも知れませんね。でも、そういう目でメロスを見てみても、他に自閉スペクトラム症の特徴は見出せないですね。

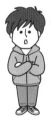

でも、メロスは不注意ですよ。**メロスは約束事を守れません**、もしくはぎりぎりになって慌てている様子が複数回描かれています❗まずはシラクスの町に行ったのは妹の結婚に備えていろいろなものを買いに行くのが目的で、王に文句を言いに行くことではなかったわけじゃないですか。結局、買い物に行った朝に帰って妹を驚かせている様子がみられます。

また寝る時間についても、本人が寝たいときに寝て、起きて慌てて王城に向かう様子が描かれています。王城に3日後の夕日が沈むまでに帰るという約束もぎりぎりでしか守ることができていません。この王城に帰るという約束には友人の命がかかっているというのに、それを忘れているという描写もあります。これらのことからメロスは約束を守るのが不得意であると考えられます✨

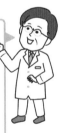

そうかあ？　これって約束を守る男の話じゃなかったっけ？ええと、"結局、買い物に行った次の朝に帰って妹を驚かせている"っていう場面は、妹が驚いたのは帰る日時が違うからじゃなくて、「よろめいて歩いて来る兄の、疲労困憊の姿を見つけて驚いた」と太宰は書いているじゃない。

"本人が寝たいときに寝て、起きて慌てて王城に向かう様子"というのも3日の間にシラクスから往復し、妹に結婚式を挙げさせなければならないので、忙しく、お疲れなので、メロスの不注意なので

はなく、体力の限界なのでどうか許してあげてほしいと思います。
"約束を友人の命がかかっているという状況であるにもかかわらず忘れている" というのはどこのことです？
ああ、これ？ 妹の婚礼のあいだ嬉しくて「しばらくは、王とのあの約束をさえ忘れていた」というところ？　これも不注意ではなくごく自然な心理でしょう。ちょっと強引だなあ。

えへへ……

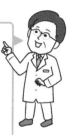

約束を守るのが不得意なんて言ったら太宰が泣きますよ。太宰は「メロスほどの男」「真の勇者」と描写しているのに。きみの診断は**先に ADHD があって、そこにエピソードを当てはめようとしている**んだと思う。臨床の現場で ADHD を疑った場合、本人が約束を守れなかったエピソードがあったかどうかを家族などに問診してみると、その推測が当たっていれば、続々とエピソードが出てくるものです。でも『走れメロス』はこの 1 万字ほどのテクストしかデータがないわけだから、第一印象で ADHD と決めてかかって、当てはまるようなエピソードを牽強付会に拾い出していくと誤診してしまいますね。**常に別の可能性を考えつつ、事実に即して考えていかないといけません。**別の可能性はありますか。

鑑別疾患としては**双極性障害**を挙げます❗
この 4 日間のエピソードは双極性障害の躁状態のエピソードとは考えられないでしょうか。

その根拠は？

衝動性じゃないとすれば、行為心迫ですかね。次々とあれしなければということが出てきます。それと寝る時間が短いことが躁状態を

疑うところです。妹の結婚がストレスとなり病態が悪化しこのような エピソードを呈したとも考えられます。しかし、このエピソード 以前の描写がないので、どのような経過であったかが不明です。

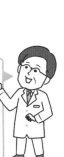

王の暴政を知って憤り、短剣のみで武装して、王城に入り込むなんてことを、きみの同級生がはじめたら、確かに躁状態を疑っていいです。でもメロスは「真の勇者」なので、いつもその類のことをしていたんでしょうね。以前のエピソードが書いてないからわからないけれど。

メロスの代わりに人質となる親友のセリヌンティウスが、「なんでおまえそんなことしとるんじゃ、おまえらしくもない」とびっくりするようなら、躁状態なのかも知れません。その後、強引に翌日に結婚式をさせてといった行動力も躁状態で説明できます。しかし、躁状態のときは睡眠時間が極端に短くなりますから寝過ごすこともなかったでしょう。

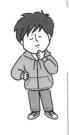

そこは見落としました。

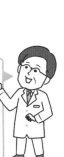

確かにこの直情的な男を見ていると ADHD という印象を持つのは、筋は悪くないと思います。並はずれた行動力を持つ人って ADHD の傾向があるようにみえますね。太宰 治 ADHD 説が妥当かどうかはわからないけれど、もしそうだとしたら、太宰が自分自身の傾向をメロスに当てはめたのかも知れません。

でも実際の太宰はだらしないエピソードばかりのようですけれど。こんな話が載っていますよ。太宰は友人の檀 一雄と熱海で飲み歩いてスッカラカンとなり、檀を宿屋の人質にして置き、東京の井伏鱒二に金を借りに行きました。ところが太宰がぜんぜん帰ってこないので檀が宿屋と飲み屋に話をつけて井伏邸に行ってみると、ふたりは将棋なんかをさしているので檀がカッとなると、なかなか借金を申し出せないでいた太宰は「待つ身が辛いかね、待たせる身が辛いかね」と言ったという。

ははは^ツ

それがメロス執筆のきっかけですか。言い訳ですね。

> 言いわけかも知れないけれど、いい線をいっているんじゃないかな。**被害者の苦しみは誰でもすぐに同情するけれど、加害者の苦しみにはなかなか思い至らない**でしょう。われわれの仕事は勧善懲悪ではないから、そういったところにも思いをいたす必要があります。そこに気がつく太宰はえらいです。自分が怒られてばかりだっただけかも知れんけど。

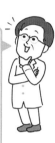

参考文献

- 富永國比古：太宰治 ADHD（注意欠陥・多動性障害）説 —— 医師の読み解く「100 年の謎」．三五館, 東京, 2010
- 加藤　敏, 神庭重信, 中谷陽二ほか編：現代精神医学事典．弘文堂, 東京, 2011

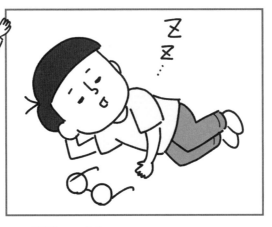

毎回 0 点というのは
不注意優勢型 ADHD だけでは**説明できない**

🔈 **野比のび太**

出典 藤子・F・不二雄：ドラえもん，小学館，1974 〜 1996 年

人物紹介

ドラえもんと主人公の座を争う小学 5 年生の男の子。ドラえもんのひみつ道具を借りて問題を解決しようとするが、最後には失敗して人生そんなに甘くない、という教訓を読者や視聴者に与える役割を担う。

温厚で明るく優しい性格だが、大雑把で怠惰で意志薄弱、勉強や運動の能力は限りなく低いものの、射撃やあやとりなど比類ない才能を発揮する分野もある。臆病者ではあるものの、ときに正義感を発揮し他人の役に立つ。のび太といえば、その怠け者な性格が特徴的である。学校から出された宿題はやらず、勉強も自分からは一切やらない。たまに父親に怒られて渋々机に向かっても 5 分と持たない。忘れ物が多く、どれだけ気をつけてもいつも失敗してしまう。そしてそのたびに先生や母親から厳しく叱責され、廊下に立たされる、晩ご飯抜きなどの懲罰を受けることになる。しかし、その楽観的な性格によってなんとか人生を前向きに生きている。

考　察

　ADHD はノルアドレナリン系の機能低下が原因とされており、不注意・多動性・衝動性を主要症状とする。症状の優位性から不注意優勢型、多動性・衝動性優勢型、混合型の 3 種類に分類されている。

　注意力が散漫であり、忘れ物が多い人物として描かれているのび太は、不注意優勢型が当てはまると思われる。普段ののび太の日常生活の描写において多動の様子はあまりうかがわれない。

　不注意については次のようなエピソードが指摘できる。テストで 0 点を取ってしまい先生や母親に怒られる、テストを隠すためにドラえもんに何とかしてくれと頼む姿は、『ドラえもん』ではお馴染みの光景である。ひみつ道具で時間の流れを遅くすることで 65 点を取った話があることから、0 点を取ってしまう原因は不注意による可能性が高い。注意の持続の困難については、勉強を始めようとするとすぐに集中が切れてしまうが、射撃では驚くべき命中率を誇り、あやとりに一心不乱に取り組むという側面もある。

　他人からいくら注意されても一向に改善傾向がみられないこと、ドラえもんがひみつ道具に関する注意事項を説明しているときも聞いているような素振りをみせるが、結局間違った使い方をしてしまい困ったことになる。また宿題をやり忘れてしまう、時間管理ができず学校に遅刻してしまう、料理、家事が上手くできない、何かを始めてみても失敗続きでドラえもんに泣きすがるなど、しばしば指示に従えない、仕事を完遂することができない。

　勉強が嫌いでいかに勉強せずに楽にその場を逃れることができるかについて思考をめぐらす、活字を読むことができず 3 ページ読む程度で眠り込んでしまう、自分にとって楽しいことがあると衝動的に動き出してしまうなどの特性から、「精神的な集中力を必要とする課題を避けひどく嫌う」「外部からの刺激で容易に注意がそがれてしまうことが多い」に該当する。また日常の活動で物忘れをしがちである。

　のび太は視力、聴力に異常がないにも関わらず、小学 4、5 年の水準を大きく下回る読み書きと計算能力である。「のび太」を「のび犬」と書いたり、

「よろこぶ」を「よろころぶ」と書いたりしてしまっており、読み書き能力が明らかに低い。計算においても加減乗除が一切十分にできない。なお、あるエピソードでのび太たちの知力をグラフ化したところ、のび太の知力はしずかちゃんの 1/6、スネ夫の 2/7、ジャイアンの 1/2 であった。ADHD と学習障害の合併例が一定数みられることにも矛盾しない。

「注意欠如・多動症（ADHD）、学習症」と考えます

教員のコメント
「ADHD、ディスレクシア」といえそうです

　まず注意欠如・多動症（以下 ADHD）について、少し講義をしていきますね。ADHD は、「忘れ物が多い」「うっかりミスが多い」「約束を忘れる」「集中力がない」「締切に間に合わない」などの不注意症状、「待つのが苦手で順番を守れない」「人の邪魔をしてしまう」「じっとしていられない」「ときに爆発的に行動する」などの多動症状、衝動性を生じる発達障害です。

　ADHD の概念は 1902 年にイギリスの小児科医の Still が Lancet（世界的に著名な医学雑誌）の創刊号に攻撃的で反抗的になりやすい子どもの一群を記載したのが歴史的な端緒です[1]。その後、しばらく議論の空白期間と診断の混沌期が続いていましたが、1962 年に Clements らにより微細脳損傷（minimal brain dysfunction）という概念が提唱され[2]、臨床研究が加速しました。当時からアメリカではベンゾジアゼピン系抗不安薬やアンフェタミン類（精神刺激薬、日本でいうところの覚醒剤！）による治療が試みられていたようです。1980 年にはアメリカ精神医学会による「精神障害の診断・統計マニュアル」第 3 版（DSM-Ⅲ）に記載され疾患として独立した基準が設けられています。

　しかし、1980 年代に基準が設けられた、といっても、この疾患の存在が世間に広く認知されるようになるまでには随分と時間がかかったように思われます。現代でこそわれわれ精神科医が ADHD の患者を診察するのは日常

となっていますが、これもアトモキセチン、メチルフェニデート徐放剤、グアンファシン、リスデキサンフェタミンといった ADHD の症状軽減に有用な薬剤が開発され、臨床での利用が可能となった 2000 年代以降のことです。教育現場でも、授業に集中できない ADHD の児童に対する支援は一般的になってきています。しかしそれまでは、「わがまま」「性格の問題」として片づけられ、疾患というよりも個人的な資質の問題に帰結させられてきました。現在でも、精神医療や教育に携わる者以外にとっては分かりにくい病態であることに変わりはないですね。

　野比のび太については指摘されているとおり、数多くのケアレスミス、集中の困難さ、説明を最後まで聞かずに道具を使い始めてしまう、などの不注意エピソードが認められ、衝動的な行動も目立ちます。全体的には不注意が優勢であり、**不注意優勢型**の判断も妥当です。忘れ物の多さなどで廊下に立たされることが多いですが、これは現代的な考え方では教育の機会を奪うことになりますので、教諭側の対応は不適切です。一方で、のび太の症状は学校生活に重大な支障を生じるレベルですので、薬物療法の導入は検討されるべきではないかと考えます。

　学習症 / 学習障害についてはどうでしょうか。考察ではもう一声ほしいですね。のび太は明らかに学業成績が不良ですが、新しいひみつ道具を比較的上手に使うことができ、悪知恵が働くところもありますので、適応能力はまずまずです。そのため、知的障害の可能性は否定的です。いくら ADHD と学習症を併存しているからといって、毎回テストで 0 点というのはひどすぎます。わざと間違えて人々の興味を引く、というあざとい行動の可能性も 0 ではありませんね。しかし、精神医学的に考えると、のび太は学習症のなかでも**ディスレクシア**(dyslexia) という読み書きの障害を併存している可能性が高いですね。特に読字の障害があると、試験の問題文を正確に読み取ることが難しくなりますので、解答そのものが困難になります。「活字を読むことができず 3 ページ読む程度で眠り込んでしまう」というのも読字障害型のディスレクシアを伴う限局性学習症の特徴です。

（須田史朗）

参考文献

1) Still GF：The Goulstonian lectures on some abnormal psychical conditions in children. Lancet 1902；159：1163-13

2) Clements SD, Peters JE：Minimal brain dysfunctions in the school-age child. Diagnosis and treatment. Arch Gen Psychiatry 1962；6：185-97

 ディープブレーク　**ADHD と創造性**

　人の思考形態については拡散的思考と収束的思考の２つのパターンがある。拡散的思考とは自由な発想（思いつき・ひらめき）であり、収束的思考は問題の解決を目指した論理的な思考である。これらの思考が働いているときは特定の脳内ネットワーク、すなわち拡散的思考時にはデフォルトモード・ネットワーク（DMN）が、収束的思考時には中央実行ネットワーク（CEN）がそれぞれ活性化し、両者の切り替えには顕著性ネットワーク（SN）が関与している。ADHD では SN の機能変化があり、課題実行中の CEN が活性化している時に DMN が抑制されず、そのことが集中力の低下、Mind Wandering（心の彷徨い）を生じる原因となっているとする仮説が提唱されている[1]。

　一方、近年の脳画像研究から創造性が高い人では拡散的思考と収束的思考が同時に進行していることが示唆されている[2]。この点から、DMN と CEN の切り替えが困難であるという ADHD 特性は創造性という点においては有利に働く可能性がある。ADHD 特性を持っているということは悪いことではない。

1) Bozhilova NS, Michelini G, Kuntsi J et al：Mind wandering perspective on attention-deficit/hyperactivity disorder. Neurosci Biobehav Rev 2018；92：464-76

2) Beaty RE, Kenett YN, Christensen AP et al：Robust prediction of individual creative ability from brain functional connectivity. Proc Natl Acad Sci 2018；115：1087

（須田史朗）

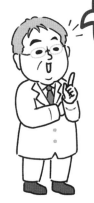

衝動性が高く類まれなる音痴という設定は何を意味するか

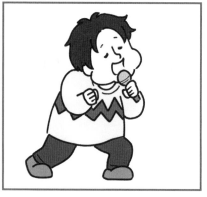

⤷ 剛田 武
（ジャイアン）

出典 藤子・F・不二雄：
ドラえもん, 小学館,
1974 ～ 1996 年

人物紹介

主人公の野比のび太と同じ小学校に通う小学 5 年生。成績は悪く、テストはいつも 15 点程度である。字の書き間違いも多く、「のび田」や「剛田剛」など、他人や自分の名前の漢字を書き間違える。他方、運動神経はよく、草野球チームでピッチャー兼 4 番を務める。家は個人商店経営で、店番や配達の手伝いをしているが、サボったりすると母親からゲンコツや平手打ちなどの暴力を受ける。そのため母親のことをひどく恐れている。

性格は短気で乱暴、他人の漫画やゲームを勝手に取り上げ、「お前のものは俺のもの、俺のものは俺のもの」と発言するという、きわめて自己中心的な性格である。執念深く、ほしいものがあると持ち主にしつこく要求するが、借りたものが壊れない限り自分から返すことはない。

一方で主要キャラがピンチに陥ったときは心配したり、助けたり、「心の友よ」などと言い涙ぐむこともあり、義理堅く涙もろい面もある。

趣味は歌うことであり、時々周囲をリサイタルに強制参加させる。しかし絶望的に音痴であり周囲は歌を聴かされることを恐れているが、本人に自覚はなく、指摘されると激怒する。

考　察

　ジャイアンは、授業中に席を立ってうろうろしてしまう、友人と遊ぶときは感情的になりすぐに怒ってしまうため、静かに遊ぶことが困難である、過度なおしゃべりをすることがある、質問が終わる前に感情的になってしまい質問を遮って自分の考えを言ってしまう、順番を待つことができない、他人より自分のことを優先し他者の行動を遮ってしまうなど、ADHDの診断基準を満たし、多動性・衝動性優勢型である。年齢も10〜11歳であることから、12歳以前の発症というADHDの条件にも合致する。

　また、小学生で普段のテストが15点ほどであり、簡単な漢字の間違いもあることから、多少の学習症があると考えられる。ADHDでは学習症の合併が多い。

　ジャイアンは、のび太に会ったらなんとなくムシャクシャしているという理由だけで暴力を振るうことがある、自分の気に入らないことがあったらバットで十数発も殴りつける、友達に借りた漫画などを2度と返さずそれに対する支払いもしない、暴力を振るっても反省をする様子がみられないなど、反社会性パーソナリティ障害の診断基準を満たしている。しかし、反社会性パーソナリティは素行症が15歳以降にみられるという証拠を有している必要があり、反社会性パーソナリティ障害は18歳以上の人でのみ診断される。ジャイアンは、小学5年生と18歳未満であるため、反社会性パーソナリティ障害と診断することはできない。そのため、反社会性パーソナリティ障害の前段階（予備軍）と考える。

「注意欠如・多動症（ADHD）、学習症」と考えます

教員のコメント
「ADHD、書字障害、感覚性失音楽」でしょうね

のび太の次はジャイアンですか。私的には、ジャイアントきたら馬場ですが。

さて、診断ですが、指摘のとおりジャイアンには**多動性・衝動性優勢型ADHD の症状を有している可能性が高い**です。しかし、この診断を下すかどうかについては、その症状がどれだけその人の社会的、学業的活動に悪影響を及ぼしているか、という観点からの検討が必要です。のび太の場合は、学業成績はクラス最下位レベルで、成人になってからも職業的な破綻をきたしたエピソードがありますので、診断の閾値を超えていると判断してよいかと考えます。

それではジャイアンの場合はどうでしょうか。問題行動は多々ありますが、ジャイアンはガキ大将というクラスのトップカーストであり、一軍です。友人関係は必ずしも一方的なものばかりでなく、それなりに自分の多動性や衝動性に折り合いをつけ、社会性を保つことができていますので、ADHD の診断を下して治療を受けさせるほどの重症度はないのかもしれません。その後の成人期のエピソードでは、かなり「いい奴」になっていたような描写がありますので。

ジャイアンの特徴で興味深いのは、むしろそれ以外の学習症、素行症、そして音痴の部分です。順番に検討していきましょう。

学習症については、小学校 5 年生で漢字の間違いが多いという点は示唆的ですが、かーちゃんの店の店番や配達の手伝いができているというところから、お釣りの計算はできている、すなわち計算はできている、ということのようです。あるとしたら、**書字表出の障害に限定された軽度の学習症**の可能性でしょうか。

素行症 / 素行障害はどうでしょう。確かにジャイアンは乱暴で、ときに残酷な振る舞いをしますが、人情味があり、男気もありますよね。そうした点は素行症に当てはまらない印象があります。素行症は、もっと冷淡で罪悪感の欠如している人につけられる診断です。

さて、音痴についてですが、音痴（失音楽）は英語では amusia もしくは tone deafness と表現されます。ジャイアンの場合は、自分が音痴であることの自覚がありませんので、そもそも音階の認識ができないのか、あるいは自分の声を聴いて正しい音階とのズレを認識するフィードバック機構の障害

が存在していることが想定されます。その点では、病態としては**感覚性失音楽(sensory amusia)**となります。

　失音楽については近年の画像研究の進歩によりその実態が明らかにされつつあります。先天的な失音楽の有病率は比較的高く、人口の1.5％もあるそうです。音刺激は聴覚神経を通じて上側頭回の一次聴覚野に伝達され、下前頭回に伝わり処理されます。失音楽者では左右の一次聴覚野に伝わった情報の連絡が乏しい、右下前頭回と一次聴覚野との連携が悪い、などの情報伝達の異常があり、そのため左右の音階を連携して処理することが難しいようです。分子遺伝学的には22番染色体の長腕(22q11.2)の部分的な欠失との関連が指摘されています。この部位の欠失は統合失調症のリスクとの関連も指摘されていますね。

　また、失音楽はディスレクシアとの関連があり、失音楽の25％にディスレクシアが、ディスレクシアの30％に失音楽が併存するようです。ジャイアンは書字障害型のディスレクシアを有している可能性がありますので、この知見にピッタリですね。

　のび太とジャイアンの病態、すなわちADHDとディスレクシア、失音楽とディスレクシアの併存を考察してみますと、いずれも精神医学的に矛盾なく成立すると考えられます。児童精神医学の知識が集積されていない1960～70年代にこれらのキャラクターを創生した藤子・F・不二雄氏の慧眼にはあらためて感服せざるを得ません。

（須田史朗）

参考文献
- Peretz I：Neurobiology of congenital amusia. Trends Cogn Sci 2016；20：857-67
- Couvignou M, Kolinsky R：. Comorbidity and cognitive overlap between developmental dyslexia and congenital amusia in children. Neuropsychologia 2021；155：107811
- Szyfter K、Wigowska-Sowińska J.：Congenital amusia - Pathology of musical disorder. J Appl Genet 2022；63：127-31

ADHD のイメージアップへの貢献は
計り知れない

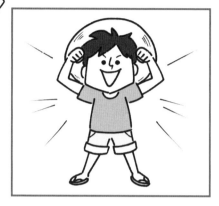

⤴ モンキー・
D・ルフィ

出典 尾田栄一郎：ONE
PIECE，集英社，
1997 年〜

人物紹介

　言わずと知れた人気漫画『ONE PIECE』の主人公である。
作中の設定としては、海賊が一般に存在し、それを取り締ま
る海軍あるいは世界政府といった機構も存在する「大海賊時
代」である。その中でルフィは「海賊王になる」という夢を持っ
ており、「麦わらの一味」の船長として多くの仲間と共に航海をしている。
「ひとつなぎの大秘宝」を見つけて海賊王になるために旅をしている。幼
い頃、海の秘宝とも呼ばれている悪魔の実のひとつ「ゴムゴムの実」を
食べ、体のあらゆる部位が伸縮自在の全身ゴム人間となるが、その代償
として海に嫌われ、泳げない体になってしまった。17 歳にして大海原
へ旅立ち、行く先々で仲間を集めながら、航海することになる。現在は、
10 人の船員からなる「麦わらの一味」の船長にして "麦わらのルフィ" の
通称で知られる 15 億ベリーの賞金首であり、さらには、彼を慕う構成
員およそ 5600 人からなる「麦わら大船団」の大頭でもある。
性格は楽観的で、後先考えずに行動してしまうことが多く、自身を危険
にさらしてしまったり、仲間に怒られてしまったりすることもあるが、
困難に立ち向かう姿がかっこよく、大人気のキャラクターとなっている。

考　察

　ADHDは不注意、多動性、衝動性を主症状とする疾患であるが、ルフィにはこの3つの症状を示唆するエピソードが多数存在する。

　ルフィは底抜けの楽観主義者であり、後先を考えない行動が自身の危険や周囲の怒りを招くこともしばしばある。また、基本的に誰に対しても（年配者や大物であろうと）同等の態度で接し、礼儀作法も満足に行き届いていない。「大金（1億ベリー）の入ったトランクケースを誤って海へ落とす」「（宴好きも相まって）1夜で9900万ベリーを使い切る」など、金銭感覚が非常に緩い。さらに、新しい港に着くたびに小遣いをもらっては、その全額を食費に費やすといったエピソードもある。また、ルフィは少年時代、海賊になるという夢の本気度を伝えるべく、また勇気を示すべく、自分の左目の下をナイフで切り裂くという行動に出ている。これらのエピソードから、ルフィには順序立てた考えよりも感情が先行しがちな、衝動性の症状があることがわかる。

　攻め込むときなどに高所に登って不必要に所在を晒す、敵地に着きバレないように行動しようとする一味の考えを無視して飯屋へと走り、結果見つかるなど不適切な状況でしばしば走り回ったり高い所へ登ったりする、基本的に食事前はフォークを持ってトントン手を動かし、落ち着きがなく、作戦会議中に衝動的に動き出して突っ込んでしまうなど席についていられない、じっとしていることは苦手で、面白そうなことには突発的に首を突っ込む、言いたいことがあるときは自分の番は待たず話しはじめる、外見的特徴をネタにしたあだ名を他人に躊躇なくつける（壮年男性は「○○のおっさん」、オネエキャラは「○○ちゃん」と呼ぶ）、一味の食糧を盗み喰いするなど多動のエピソードも多い。

　ルフィは理論的な話が苦手である。現象を説明されて理解できないと「不思議○○か」と勝手に納得し、また、詳しい説明よりも「不思議」という単語を含めて説明したほうが呑み込みが早い。さらに記憶力が非常に悪く、過去に対戦したことのある相手すら忘れていることもある。これらのエピソー

ドから、ルフィには興味のないことに対しては全く集中が続かない、不注意（集中困難）の症状があることが分かる。

以上より、ルフィの行動から不注意、多動性、衝動性といった ADHD の主症状がみてとれる。主症状の中では多動性と衝動性を示すエピソードが多いことから、ADHD の中でも多動性・衝動性優勢型であるといえる。

社会的、学業的または職業的機能への影響については、「おれは剣術を使えねぇんだコノヤロー!!!　航海術も持ってねぇし!!!　料理も作れねぇし!!　ウソもつけねぇ!!　おれは助けてもらわねぇと生きていけねぇ自信がある!!!」などの台詞からも恐らく自覚もあるものと思われる。海に出た当初は大渦に巻き込まれて溺れかけたり飢えたりなどおよそ1人では航海ができない様子も描かれており、その部分を補う仲間がいなければ海上での日常生活もままならないといえる。

他にも私が気になる疾患として過食と夢遊病がある。ルフィは1日5食で1回の食事量は100kgにも達するという場面がある。体がゴムだからできるという設定ではあるが、これは象よりも食べており、明らかに過食である。また疲れているから寝たいが食べたいという感情から、寝ながら食べるという能力も身につけており、これは夢遊病の症状に当てはまると思う。

「注意欠如・多動症（ADHD）」と考えます

教員のコメント
そのとおり！「ADHD」でよいと思います

出ました、ルフィ。もはや ADHD キャラの鉄板ですね。考察に書かれているとおり、ルフィが**多動性・衝動性優勢型の ADHD** である、という判断は妥当です。

ADHD の概念は比較的新しく、症状も健常者にみられる行動との境界が曖昧であるため、一般的には分かりにくいところが多いように思われます。しかし、この病態自体はそれ以前から社会に存在し、人々になんとなく認知はさ

れていたようです。なぜならば、19世紀以前の歴史上の人物の中にもADHDを有していたと考えられる人物が存在しており、その逸話が人々の興味を引き、脈々と語り続けられているからです。彼らは落ち着きがなく、忘れ物も多いため、ときに人を困らせることがありますが、持ち前の多動症状・衝動性による思い切りの良さで大いに活躍したこともあったでしょう。しかし、彼らの特性そのものは、程度の差こそあれ誰しもが持つものでもあります。

　また、ADHDはコミュニケーションの障害ではありません。彼らが症状に対して劣等感を持つことなく通常の対人交流ができていれば、うっかり屋さんだけども、やるときはやる人、として多くの人に愛されたかもしれません。多くの人の共感も集めたでしょう。人にはどうしても他人のダメな部分に惹かれてしまう習性があり、こうした欠点があるほど魅力的に映ることもあるのではないでしょうか。

　こうした点を考えていきますと、小説やアニメ、漫画などの創作物に登場するADHDを有する人物は、もしかすると作者がADHDであることを意識せずに描いたものかもしれません。おそらくこの点は他の精神疾患の描写とは大きく異なるものでしょう。これは何を意味するのでしょうか。作者がADHDの知人に対して強く惹かれており、何らかのファンタジーを持っているのでしょうか。あるいは、少し捻くれた考察になりますが、作者自身の特性 (=ADHD気質) の反映であり、自分ではダメな部分を認識しながらも、それを魅力的に描くことで葛藤を昇華させているのでしょうか。ここは大変興味深いところであり、作者にお伺いしてみたいところですね。

　精神科医として、少し気になるのは過食と夢遊病の部分です。過眠を伴う睡眠障害としては、クライン・レビン症候群 (Kleine Levin syndrome : KLS) が挙げられます。KLSは思春期に発症する周期的な過眠が主症状であり、過眠期には過食や性欲亢進、せん妄様の行動異常を生じることがあります。しかし、過眠は数日から数週間持続しますので、症状の持続期間が一致しないですね。また、KLS自体は非常に稀な病態で症例数が少ないため、その病態生理は明らかにされていません。

　ここで、少々興味深い研究報告がありますので、それを紹介しつつ考察を続けてみたいと思います。過眠を生じる病態としてはナルコレプシーが有名

です。ナルコレプシーの症状は日中の過度の眠気（睡眠発作）、びっくりしたり興奮したりしたときに四肢の脱力が生じる情動脱力発作（カタプレキシー）、入眠時の幻覚、入眠時の金縛り（睡眠麻痺）であり、覚醒シグナルの形成に関わるオレキシン神経の機能低下との関連が示唆されています。また、ナルコレプシーではときに食行動の異常がみられ、肥満が多いことも特徴です。治療としては、メチルフェニデートやモダフィニルといった中枢神経刺激薬が使用されます。小児のナルコレプシー患者を対象とした研究では、ADHD の有病率がきわめて高いことが示唆され、特にカタプレキシーを伴わないナルコレプシー群では 35.3％が薬物療法抵抗性の ADHD であったと報告されています。

　私自身は、ルフィが ADHD であることに疑問は持たないのですが、こうしたところを踏まえますと、ルフィの病態の本体はカタプレキシーを伴わないナルコレプシーであり、治療抵抗性の ADHD を併存している、という可能性はあるのかもしれません。すなわち、普段は皆に隠れてこっそり薬物療法を継続しており、過眠自体はコントロールできていますが、ADHD 症状は治療抵抗性のためコントロールできていない、ふとしたときに薬物療法が中断されてしまうと過食と夢遊病が出現してしまう、という可能性です。なんだか夢のない話ですけどね。

　薬の話が出たついでに述べますが、現在の精神医学にとって、薬物療法の占めるウエイトはとても大きくなっています。これを読んでいただいている精神科医以外の読者の方々からすると、「ヒトのココロの問題を薬で片づけるなどとは、なんて乱暴な！」と思われるかもしれません。しかし、情けないことに、私達精神科医の診断や治療についての認識は流動的なところがあり、新しい薬物の開発や薬物治療アルゴリズムの進歩があるといとも簡単に大きく変えられてしまうのです。実際にこのようなことが歴史的にも繰り返されています。

　その昔、統合失調症は不治の病であり、薬物療法を行っても社会復帰は難しい、無用な変化は患者の負担になるだけだから、刺激のない環境で長期の入院治療を行うべきとされていました。精神科医も、万に一つの奇跡が起きるまで座して待つしかない、として漫然と長期入院を続け同じ薬を飲ませてき

たわけです。しかし、現在ではこうした治療そのものが慢性化を助長していることが明らかとなりましたので、早期治療、早期退院、早期のリハビリテーション導入により多くの患者が社会復帰を目指す時代になっています。

　ADHD 治療薬が開発されたことはかなり大きな衝撃でした。アトモキセチン、メチルフェニデート徐放剤、グアンファシン、リスデキサンフェタミンなどの ADHD 治療薬は 2010 年前後に相次いで発売されましたが、その当時は結構な混乱がありました。成人しか診ていない精神科医にとっては、ADHD は小児科領域の疾患という意識が強く、治療を引き受けることに消極的な医師が多かったのです。また、これらの薬剤は中枢神経興奮作用を有するため、依存症の危険を過大評価して処方しない医師、「自称 ADHD」を名乗る薬物依存者や単なる社会不適合者が殺到するのではないかと懸念し、医療機関への薬剤採用を行わない医師も目立ちました。しかし、児童精神科医や製薬メーカーの努力（営業活動？）により徐々に処方数は増えはじめ、個々の経験値が高まるにつれてこうした懸念は軽減しました。つまり、治療を開始して症状が軽減した患者をみて、ようやく精神科医が、「ああ、これは病気だったんだ」と気づいた、というわけです。

　現在では精神科臨床において ADHD の薬物療法を行うことは日常となっています。ちなみに、私は当初から ADHD 治療薬を積極的に処方する医師でした。これは先見の明があったというわけでも、診断能力が優れていたというわけでもありません。ここだけの話、私自身が ADHD 傾向を有しているため、自分と似ている傾向があるか、という観点でみることで比較的容易に患者を見つけることができた、というだけのことです。

　この 20 年でかなり大きな変化、それもよい方向の変化が起きています。つまり、精神疾患になっても何とかやっていけるのではないかという風潮です。その結果として、精神疾患そのものがだんだんダブーじゃなくなってきているようにも思えます。こうした変化が、メディアや文学作品、映像作品に精神疾患が取り入れられやすくなった要因なのでしょう。精神医療に携わる者としては大変喜ばしいところです。

（須田史朗）

参考文献

- Lecendreux M, Lavault S, Lopez R et al：Attention-deficit/hyperactivity disorder (ADHD) symptoms in pediatric narcolepsy：A cross-sectional study. Sleep 2015；38：1285-95

 ティーブレーク　キャラクターを診断することは時に 逆転移のコントロールに有用である

　少年時代のバイブルは『北斗の拳』であった。もう随分と古い作品になってしまったので本書の読者諸兄姉には馴染みが浅いかもしれないが、ヒャッハーな悪人達を指先ひとつでダウンさせる痛快さは多くの少年達に勇気と勘違いを与えたものである。大学入学後は、同じように信者である友人と主要登場人物の女性経験についての考察を重ねたが、いつの間にかこの経験が精神科診断のプロトタイプとなっていた。精神医学的な観点からみると、本作品に登場するさまざまなタイプの悪人キャラの多くはあらゆる形の神経症やパーソナリティ障害に該当する。彼らのやっている行為そのものはとんでもなく外道なのであるが、どこか憎めないところがある（まあそうしないと物語として成立しないのだが）。そして主人公にも「敵意より哀しみ」とか何とか言って許されてしまったりする。

　精神科医になってから、随分と多くのパーソナリティ障害圏の患者の診療にあたってきた。彼ら／彼女らは問題となる行動や言動を繰り返すため、その度に自分の感情が揺さぶられることになるのであるが、ここで『北斗の拳』を読み込んだ経験が役に立った。どんなに尊大な言動を取られても、まあ「アミバ様」の言うことだから仕方がないか、あるいはひどい逆恨みであっても、「ジャギ様」がそう言うならそうなのだろう、といった具合に、患者の病像と類似したキャラクターを思い浮かべることで、転移感情のコントロールが比較的容易になるのである。最近のトレンドは『鬼滅の刃』である。上弦の陸の声で、「羨ましいなぁ」「妬ましいなぁ」を脳内再生すると、大抵のことは許せるような気になる。

（須田史朗）

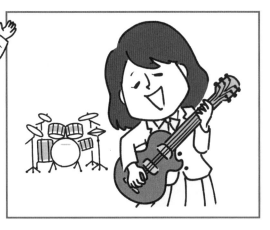

クセが強いということは診断に該当するか

🔊 **平沢 唯**

出典 かきふらい：けいおん！，芳文社，2007 ～ 2012 年
　　　『けいおん！』2009 年，『けいおん‼』2010 年（アニメ）

桜が丘高校の学生で、他 4 名の仲間とともに軽音部に在籍。軽音部内では、リードギターおよびボーカルを担当している。入部前は、カスタネットしか叩いたことのなかったほどの音楽初心者であった。髪の毛は茶色のボブカットで、右の前髪を黄色のヘアピンで留めている。明るく無邪気でおっちょこちょいの天然なドジっ子。基本的にはしっかり者である妹の憂に起床などの面倒をみてもらっている（両親の出演シーンは少ないものの、存命で一緒に暮らしていると考えられる）。ふわふわした感じを醸し出しているが、新しいことに対する挑戦や卒業時の後輩への取り組みなどといったことに対しては強い信念をところどころみせている。

考　察

　落ち着きがない行動がことあるたびに多く、それに伴う失敗（ドジ？）を披露している。また、興味のないことには全くもって集中できず、学業の成績は全般的に悪い。一方、ひとつのことに対する集中力は凄まじい。高校はじめての中間考査ではギターのコード練習に夢中になりすぎており、追試にかかっている。これにより唯は部活動を禁じられ、人数の関係上、軽音楽部は廃部の危機に陥る。この際は、仲間に助けられながら猛勉強することで、今度は 100 点をとっている（その代わり、ギターのコードを忘れてしまった）。ひとたび真剣に取り組んだことは、音楽・勉学を問わず目覚ましい成果を上げる。手の抜き方などが分からず、常にアクセル全開で行うか、そもそも何もしないかである。

　授業中などの日常生活では、手や足を絶えず落ち着かなく動かしたり、体をくねらせたり、独り言が非常に多い。マラソン大会の途中では、見知らぬお婆さんの家に上がり込んだりもする。ケーキが食べられなかったとか自分の思い通りにならなかったり、欲求を満たされなかったりすると、すぐにイライラしてしまって、人やモノにあたったりすることが頻回に確認できる。基本的に友人や先生とお話をするときは、言葉の数は多く、話すスピードは比較的速い。

　以上のような多動性・衝動性が確認できることから、私は『けいおん！』シリーズの平沢 唯を注意欠如・多動症（ADHD）、多動性・衝動性型であると想定している。

「注意欠如・多動症（ADHD）、多動性・衝動性型」と考えます

教員のコメント
精神疾患に該当するとはいえませんね

精神医学的なコメントをする前に、この作品については少々物申したいことがあります。平沢 唯の使用しているギターは「ギブソン・レスポール・スタンダード」で、マホガニー材のボディバックに木目の美しいカーリーメイプルをトップに張り合わせた、通称「トラ目のレスポール」といわれる逸品です。値段も 30 万円くらいしますので（ビンテージ物ですと 3 桁万円になることもあります）、全くの初心者、ましてや高校生にはとても手が出せる代物ではありません。これが事実なら唯は結構なセレブですが、そのような描写がないのが残念なところです。私も、このギターを愛用していたガンズ・アンド・ローゼズのスラッシュというギタリストが好きでどうにか手に入れたかったのですが、到底無理でした。

　愚痴はさておき、精神医学的な考察を進めたいと思います。多動は確かにありますね。思いつきでとても高価なギターを買ってしまうところは衝動性でしょうか。過度の熱中性もそれらしくはありますが、そこそこの力がついたところで飽きてしまい、何事にも大成しないのが ADHD です。しかし、唯は音楽についてはまずまず頑張り続けられていますよね。仲間に助けられて猛勉強し、追試で 100 点をとってしまうところも、ちょっと出来すぎています。ケアレスミスか何かで一歩 100 点に届かず、95 点くらいで終わるほうが、それらしいです。

　それよりも、精神科医として注目したいのは、「手や足を絶えず落ち着かなく動かしたり、体をくねらせたりすること」「自分の思い通りにならなかったりするとイライラしやすいこと」「絶対音感があること」です。四肢を動かす、体をくねらせる、という動きに一定のパターンがあり、それが反復的に繰り返されている場合は、衒奇的運動と表現され、自閉スペクトラム症（ASD）でよくみられる症状です。

　自分の思い通りにならないとイライラする、というものが、自分の予定では実現されるはずであったのに予定が狂ったことで実現されずイライラする、という内容であれば、これも ASD の特徴に近いです。ASD の人は自分で決めたルールに対して強いこだわりを持つことが多く、予定が狂うとイライラしたり、パニックになったりすることがあります。

　また、絶対音感も、ASD に併存しやすい特徴です。しかし、唯にはコミュ

ニケーションの明らかな障害はありませんので、ASD についても診断閾値以下であると思われます。最近では、日本でも物の考え方の多様性が受け入れられるようになってきていますので、「ちょっと変わっている」くらいで「すごく変わっている」レベルに達していない人は診断を下さないことが多いです。

以上を総合しますと、**診断閾値以下の ADHD 傾向＋診断閾値以下の ASD 傾向を持つ才能に溢れた人**、というところが現実的な判断ではないかと考えます。

そもそも精神疾患の診断は、何かの検査所見を根拠にするというよりも精神科医の問診で得られた情報を論拠として行われますので、非常に曖昧なところがあります。それが精神疾患のわかりにくさにつながっているのでしょう。精神医療の業界ではこうした曖昧さを払拭しようとさまざまな操作的診断基準、診断アルゴリズムを作成していますが、それを使用する医師のバイアスを完全に排除することができない以上は、完璧な診断はありえません。

少し極端なたとえになりますが、私は精神疾患はラーメンのようなものだと考えるようにしています。この場合、健常者はうどんと仮定します。すなわち、うどんの麺と和風出汁があればうどんとして成立し、中華麺とラーメンスープがあればラーメンとして成立するということですが、うどんの麺と中華麺の中間点は明確ではなく、和風出汁とラーメンスープの中間点も明確ではありません。油が入ったらラーメンスープかな、とも思われますが、最近では和風出汁にラー油を入れる、という味変もされたりしますので、いっそう区別が不明確になっていますね。さらに、ラーメンスープには醤油、塩、味噌、豚骨、さらに豚骨醤油などがあり、和・洋・中・エスニックのあらゆる食材が素材として使用されます。バリエーションは無限である上に、その境界は明確ではなく、もはやわけがわかりません。

こうして考えてみますと、中間点をどのカテゴリーに分類するかは、結局のところその文化に依存する、ということになります。この点は精神疾患の分類の複雑さに実によく似ています。

（須田史朗）

参考文献

- Heaton P, Pring L, Hermelin B：Musical processing in high functioning children with autism. Ann N Y Acad Sci 2001；930：443-4

 ### ☁ ティーブレーク　ASD と絶対音感

ASD 特性は特殊な才能と関連することがあり、特に音楽の才能との関係が深い。絶対音感は、音を聴いてその音名を正確に把握する能力であり、幼少期の音楽的トレーニングで身につけることができるとされている。しかし、実際に絶対音感を持つものは少なく、一般人口においては 1％ 以下であり（1 万人に 1 人という説もある）、プロのミュージシャンにおいてもこの才能を持つものは 7 ～ 25％ と少数派である[1]。一方、ASD を持つものにおいては、5 ～ 11％ が絶対音感を有しているという報告があり、ASD 特性が音階の識別と記憶に関連することが示唆される[1]。

ASD を持つ人は感覚過敏があるので、その特性が活かされ、日常の些細な音刺激で知らず知らずのうちに絶対音感を身につけているのかもしれない。ただ ASD 特性が有利に働くのは音階の識別のみであり、メロディーを把握する能力とは関連しないようである[2]。音楽家として才能を発揮し活躍するためにはそれ相応の努力が必要であり、世の中にそんなにうまい話はない。

1）Romani M，Martucci M，Castellano Visaggi M et al：What if sharing music as a language is the key to meeting halfway? Absolute pitch，pitch discrimination and autism spectrum disorder. Clin Ter 2021；172：577-90

2）Wenhart T，Hwang Y-Y，Altenmüller E：Enhanced auditory disembedding in an interleaved melody recognition test is associated with absolute pitch ability．Sci Rep 2019；9：7838

（須田史朗）

Chapter 3

自閉スペクトラム症

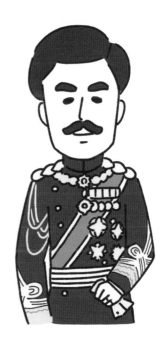

症状の出現と
推移をみきわめる

▶ **大正天皇**

....

▶ 1879 ~ 1926 年

大正天皇の診断を考えてみようと調べてみました。

> **皇室タブーに挑んできましたね。**

大正天皇は明治天皇の第三皇子として生まれました。

> **長男じゃないんだ。**

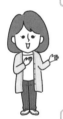
明治天皇には正室と5人の側室との間に五男十女がいたそうですが、成人した皇男子は大正天皇のみ、皇女も成人したのは4人だけでした。

> **文明開化といえども、側室がいたり、子どもが育たない時代だったんだねえ**

生まれたときから病気が多く、1912年に明治天皇の崩御に伴って即位します。しかし政治経験がなく、気まぐれな性格から、不用意な言動をして、政治的な混乱を招くことが多かったといいます。幼少期からの健康状態が悪化し、公務にも支障をきたすようになってきました。そのまま回復することなく肺炎により47歳で崩御されました。大正天皇の在位期間は一世一元の制ができてから最も短い15年でした。

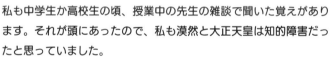

さて、どんな精神科疾患が疑われますか。

大正天皇が38歳のとき、国会で勅語を読まなければならないときがありました。このときに勅語が書かれている紙を丸めて望遠鏡のようにして国会議員を見渡したとされるエピソードがあります。公務なのに小児のように遊ぶ、場にそぐわない行為をしています。**知的障害**が疑われます。

その「**遠眼鏡事件**」は昭和初期にはすでに巷の噂になっていたようですが、昭和19年にはこの噂を語って不敬罪が出ています。これが公然と語られるようになったのは昭和30年代から。
私も中学生か高校生の頃、授業中の先生の雑談で聞いた覚えがあります。それが頭にあったので、私も漠然と大正天皇は知的障害だったと思っていました。

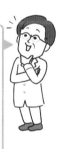

このエピソードだけで診断をつけるのは難しいとは思いますが、乳児期の脳髄の病変の既往があることも傍証になります。知的障害の原因は、生来の病気の多さによって、十分な社会性が保てないまま育ったことによるものであると考えます。

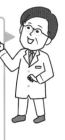

待って待って、それはだめだよ！
知的障害は**先天的なものや周産期の器質的障害を原因とする**わけだから、「十分な社会性が保てないまま育ったことによるもの」というのは間違いです。その場合は、一見知的障害にみえるが実は情緒障害ということになります。
もっとも従来、情緒障害といわれたものは自閉スペクトラム症とか反応性アタッチメント障害の可能性がありますが。確かにこのエピソードだけで診断をつけるのは難しいです。

その自閉スペクトラム症も疑われます。

望遠鏡のエピソードで？

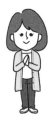

いいえ。大正天皇は漢詩を1367作品、和歌を456首残しています。自閉スペクトラム症の診断基準には、**同じ手順や食べ物へのこだわり、反復した質問や些細な変化への極端な苦痛、過度な限局した興味がある**、という項目があります。この短い生涯の中で合計で1800作品を書くというところには異常な執着心があったのではないかと思います。
大正天皇の作った和歌や漢詩についても有名な作品があり、特定の分野で並はずれた才能を示す自閉スペクトラム症に合致すると思います。

漢詩を嗜んだということを考えると、知的に低いとは考えにくいと思いますが。

あ、そうですか……

きみ、漢詩書ける？

いえ、書けません

ほらね。漢詩・和歌を1800首詠んだって、趣味で短歌・俳句を詠む人はこれくらい詠みますよ。1日1首なら5年でクリア。

でも、**自閉症では社会的なコミュニケーションに問題が生じます**。場にそぐわない行動をとるのは、やはり自閉スペクトラム症なのではないでしょうか。

「遠眼鏡」についてはなぜそのような行動をとったのかを確認しないと、場にそぐわない行為だったのかどうかはわからないよ。勅書を丸めることは奇異なことではなく、以前に巻き方が逆だったことがあって、覗いて確認したという説もあるようですよ。
髙井によれば「遠眼鏡事件」自体の信憑性を確認できず、大日本帝国の天皇制の強い権力のもとで庶民に流れた「天皇家の都市伝説」のひとつであった可能性があるということです。

フェイクニュースなんですか

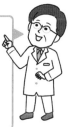

大正天皇は幼児より病弱だったこと、学習面で問題があったこと、しかし天皇に即位するときには摂政をつける必要はなかったのに、大正10年には皇太子が摂政につかねばならなくなったことは確かのようですね。知的に問題のある皇子を即位させたわけではなくて、何らかの病気になられたのです。

脳髄の病変についてはどうなんですか。

大正天皇の病気については杉下の論文があって、それによると、生後すぐに髄膜炎と思われる症状を呈しています。これは乳母が使っていた白粉に含まれる鉛中毒による髄膜炎という説があります。意味の理解や算数に問題があったようですが、それが髄膜炎の影響かはわかりません。運動能力には問題がなかったようです。

学習障害でしょうか。

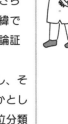

その可能性はありますが、少なくとも全般的な知的障害ではないですね。後半生の病気の明らかな徴候が生ずるのは大正3年。はじめ失語症と思われる症状ではじまり、経過とともに増悪、さらに姿勢異常、歩行障害などさまざまな症状が加わるという経緯であったことを、杉下は『大正天皇実録』などの資料を参照して論証しています。

結論として Mesulam が 1982 年、緩徐進行性失語と報告し、その後、**原発性進行性失語**と名称変更された疾患ではないかとしています。原発性進行性失語は今日、前頭側頭葉変性症の下位分類の前頭側頭型認知症、進行性非流暢性失語、意味性失語のうちのあとの 2 つに相当します。いまでも治療法のない、大変な難病に苦しまれたわけです。

参考文献

- 髙井ホアン：閲覧注意…戦前の日本人が残した「天皇家の都市伝説」その過激な内容 —— 不敬罪に問われる危険もあったが…．現代ビジネス [web]；2019 年 11 月 25 日
- 杉下守弘：大正天皇 (1879-1926) の御病気に関する文献的考察．認知神経科学 2012；14：51-67
- Mesulam MM：Slowly progressive aphasia without generalized dementia. Ann Neurol 1982；11：592-8

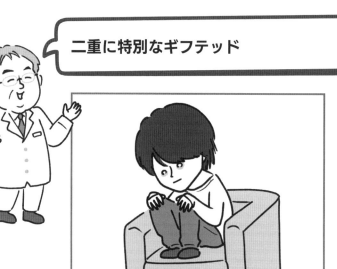

二重に特別なギフテッド

🔊　L（エル・ローライト）

出典　大場つぐみ・小畑健：DEATH NOTE，集英社，2004 ～ 2006 年

人物紹介

本作には「デスノート」という死神のノートが存在する。名前を書くとその人物を殺すことができるというノートである。死神リュークが人間界に落としたデスノートの所有権が主人公である秀才・夜神 月（やがみらいと）の手に渡ると、夜神 月は犯罪者のいない新世界を実現するためにデスノートを使って犯罪者を抹殺していく。夜神 月には犯罪のない世の中を目指すという大義名分はあるものの、警察や司法からみた場合、紛れもなく大量殺人犯であった。そんな夜神 月の好敵手として登場するのが、L、本名エル・ローライト（L Lawliet）である。彼は世界中で迷宮入りするような難解な事件を何度も解決している天才で、世界の警察を動かせる唯一の存在でもある。警察は夜神 月を長らく逮捕することができず、名探偵 L に事件の調査を依頼し、それによって L と夜神 月との頭脳戦が繰り広げられるというのがストーリーのキモである。

考察

　まず第一に社会的相互関係において質的な異常があると思われる。具体的には、側近の1人を除き他人に対して常に敬語を使い、友人関係といえるようなものを構築しているようにはみえない。また、視線の位置が不自然で表情にも乏しい。

　次に、度はずれて限定された興味しか抱かず、限定的、反復的、常同的な行動・関心・活動性のパターンを示すことが挙げられる。自らの性格を幼稚で負けず嫌いと評するように、少しのことでも負けるのを嫌い、疑問が生じたら徹底的に追及する姿勢をみせている。一年を通して白い長袖シャツにジーンズという全く同じ服装をしている。他人と話すときでも常に椅子の上に膝を抱えるように座り、その姿勢のまま睡眠を取ったりするこだわりがある。極度の甘党であり、椅子に座っている場面では常に甘味を摂取しており、その食べ方も大きく上からつまむような独特な持ち上げ方である。作中で甘味以外のものを食している描写がないことから、病的な偏食をしている可能性がある。

　ほかにも、靴下が嫌いといった設定も自閉スペクトラム症に合致する。靴下の感触を嫌い、部屋にいるときは常に裸足で過ごしており、外出する時も素足で踵のつぶれた靴を履いているといった描写がなされている。

「自閉スペクトラム症（ASD）」と考えます

教員のコメント
「ASD、ギフテッド」の天才といえるでしょう

　L（エル）ですね。いきなり私的な「真打ち」が登場して大変嬉しいです。しかし、その前に前提となる自閉スペクトラム症（ASD）の解説がないと先に進めないので、少し講義をしていきますね。ちょっと焦らします。

　ASDは「視線が合わない」「友達を作れない」「他人に共感することが難しい」「まとまりの悪い言葉を使う」「ニュアンスが伝わらない」「人間関係における想像力が欠如している」などの社会的コミュニケーションの障害、「物を規則的に並べたがる」「独特な言い回しを何度も使う」「特定の習慣に過度にこだわる」「特定の物に過度にこだわる」「感覚の過敏さ」などの限定された反復的な行動様式が幼児期から出現し、生涯に渡り持続する病態です。

　ASDという概念が形成されたのは比較的近年であり、1943年にKannerが「情緒的接触の自閉的障害(autistic disturbances of affective contact)」を、1944年にAspergerが「小児期の自閉的精神病質("autistic psychopathy" in childhood)」を記述したのがはじまりです。Kannerの病態とAspergerの病態の差は、前者が言語発達の障害が必須で一般に知的障害を伴うもの、後者は言語発達の障害を伴わないものであり、後者、いわゆるAsperger(アスペルガー)症候群とみなされる病態はきわめて稀であるとされてきました。

　その後、ASDを示す病態が小児期統合失調症としてDSM-Ⅱに記載されるなどの混乱があったのはADHDと同様で、この病態のわかりにくさの反映といえるでしょう。当時から、現在ではASDとみなされる多くの子どもたちが存在したとは考えられますが、その多くはコミュニケーションや行動、考え方が一風変わった不思議な子ども、として診断や治療の対象となることはありませんでした。

　風向きが変わってきたのは1980年代からで、DSM-Ⅲにおける「広汎性発達障害(pervasive developmental disorder：PDD)」、現在でいうところのASDの記載、WingによるAspergerの論文の再評価などにより、ASDの存在が精神科医に認知されることとなりました。しかし、診断は専門家による問診が中心であり、逆にいうと専門家以外の診断はまだまだ難しいものがあります。それゆえ、適切な時期(＝学童期)に診断されず、適切な療育、教育が行われていないことが多いのが現状です。コミュニケーションの障害から学校現場で不適応をきたすことが多く、思春期以降に二次的な障害として抑うつ、不登校、引きこもりなどを呈し、中学生や高校生になって診断されることも多いようです。一方で、きわめて高い知能を持つ高機能ASDには特殊な才能がみられることもあり〔これをサヴァン症候群(savant syndrome）といいます）、研究者のなかにも ASD の方は多くみられます。そのため、ASD を才能に溢れた「ギフテッド（gifted）」や、「二重に特別な（twice-exceptional）」とする考え方もあるようです。

　本格的に ASD という概念が世間一般で広まりはじめたのは、なんといっても 1988 年に公開されたアメリカの映画『レインマン』がきっかけでしょう。主演のダスティン・ホフマンがサヴァン症候群を有するレイモンドを演じ、大きな話題となりました。4 桁の掛け算を暗算でさらりとやってのける様、想定外の事態に混乱しパニックを起こす様は実際の当事者（ここはあえて患者と書きません、ASD は疾患や障害ではなく、特性であるという意見が趨勢だからです）の綿密な取材に基づいており、ダスティン・ホフマンはアカデミー賞を受賞しました。私も ASD を模した演技ではこれを超えるものを観たことがないように思います。その後、1990 年代は疾患や障害をテーマとした映画の発表が続き、そこから徐々に「障害」を肯定的に捉える流れが形成されてきたように思えます。ただし、わが国の精神障害に対する捉え方についてはまだまだ肯定的ではない、という感じですね。

　少し（すごく？）前置きが長くなりましたが、L の診断について振り返ってみましょう。レポートで指摘されているとおり、L には社会的相互作用の障害がみられ、年齢相応の友人関係がありません。興味の対象の限定は明らかにありそうです。常に裸足でいるのは、感覚過敏があり靴下の触感が嫌なのでしょうね。また殴られたらその場で殴り返すことについてですが、ASD の方にはタイムスリップ現象という、過去の体験が現実に起きているように感じられる状態が生じることがあります。その体験が不快なものである場合は、今後タイムスリップで再体験しないように、その場で報復する、という癖がついているのかもしれませんね。いずれも ASD に矛盾しない行動様式です。

　L の特筆すべき点は、その卓越した推理力にあります。推理力が高いということは、人の心理や行動様式、そして過去の犯罪に精通していることが必要であり、その点で L は心理学や行動神経科学、犯罪精神医学のエキスパートである、ということになります。人の心理や行動様式を理解することは、そもそも人に共感することが不得手である ASD の方には難しく、一見矛盾

があるように思われるかもしれません。しかし、L ほどの高い知能があれば、直感的に共感するという過程を経ずに人のあらゆる心理状況や行動様式を分析的に理解し、それをパターン化することで正しく認識することが可能になると思われます。むしろ、そこに感情や思い込みのバイアスが入らないことで、犯罪者の隠蔽工作や意図的なミスリーディング、隠された人間関係の問題や葛藤などに惑わされることなく正確な判断ができるとも考えられます。まさに人工知能における機械学習（deep learning）のようなことをリアルでやっていそうですね。

　もうひとつ、L の行動で興味深いのは、その極端な食生活です。L は頭を使うのに必要、とのことで作業中は大量のスイーツや糖分を摂取しています。行動自体は ASD に伴う偏食の部分かと思われますが、これだけ糖分を摂っているのに全く太らず、むしろ痩せ型を維持しているのはおかしいですよね。何か理由がありそうですが、可能性として考えられるのは吸収不良症候群の併存です。ASD は消化器疾患を併存することが多く、ASD の腸内では、炭水化物の吸収障害と腸管細胞の遺伝子プロファイルの変化、腸内細菌叢の変化、その結果としての腸管の慢性炎症が生じていることが報告されています。L にも炭水化物の吸収障害があり、そのため吸収がされやすいブドウ糖を大量に摂取するような食生活を続けているのかもしれません。

（須田史朗）

参考文献

- Wing L：The autistic spectrum. Lancet 1997；350（9093）：1761-6
- Williams BL, Hornig M, Buie T et al：Impaired carbohydrate digestion and transport and mucosal dysbiosis in the intestines of children with autism and gastrointestinal disturbances. PLoS One 2011；6：e24585

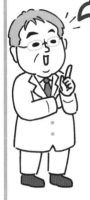

ASD を取り巻く優しい世界

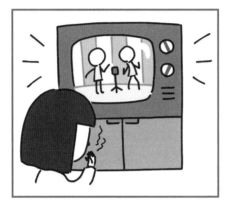

↪ **野口笑子**

出典 さくらももこ：
ちびまる子ちゃん,
集英社, 1986 〜
2018 年
『ちびまる子ちゃ
ん』(アニメ), 日
本アニメーション,
1990 年〜

人物紹介

本作の主人公、まる子のクラスメイトの女の子である。見た目や暗い性格とはうらはらにお笑いが大好きで、祖父やまる子とお笑いの話はできる。魚卵が大好き、じゃんけんだけは負けないなど、意外なところで強いこだわりを示すことがたまにある。独り言をよく言っており、くっくっくっく、とまわりの状況に関わらずニヒルに笑う。この笑い以外には感情を表出することが少ない。また感情を共有して行事を楽しむ、仲間意識を高めるということもなく、対人関係にあまり興味を示さない。相手を思いやってふつうは言えないようなことを、どんな相手に対しても、小学生とは思えない冷静さで言葉を選ばず指摘する。話すときは身振りを示さず基本姿勢は両手をだらりと下ろしたままで、目線を合わせるよりは斜め下の床を見ていることが多い。言語発達に遅れはないのでコミュニケーションはとれるが、会話はときに一方通行になっている。親友のような近しい存在はいないとはいえ、そのキャラはクラスでは「ちょっと変わり者」「ミステリアスで陰気」などと受け入れられているようである。学業レベルは普通で、知的障害はないようである。

考　察

　ASD の対人関係の 3 パターン（孤立型、受動型、積極的奇異）のうち受動型と考えられる。

　自閉スペクトラム症の診断基準は DSM-5 によるとコミュニケーションに持続的な障害がある、行動、興味、活動で 4 項目のうち 2 項目以上に当てはまる（①常に同じ動きや会話をくりかえす、②同一性への強いこだわりがある、③限定的で固執した興味がある、④感覚刺激に対して極度に敏感、あるいは鈍感）であるが、上記のうち、コミュニケーションの持続的な障害、②、③を満たすようである。

　ただし、言語発達に問題がなく、知的障害もないため、ASD の中でもアスペルガー症候群、高機能自閉症などが考えられる。

「自閉スペクトラム症（ASD）」と考えます

教員のコメント
はい、「ASD」の診断でよいと思います

　ASD の対人関係の 3 パターン（Wing の類型）について解説していただいて、ありがとうございます。追記しますと、孤立型は他人に関心を示さず特定の人以外と関わらない、過敏性など認知の歪みが強い、周りを巻き込んだこだわり行動を作ることがある、などの特徴、受動型は自分から人に関わろうとしない、受け身であれば交流はできる、過敏性などの認知の歪みは少なく忍耐力が強い、などの特徴、積極奇異型は自分から他人に関心を示し接近するがその行動が奇異である、知的には高いことが多い、多動性を有する、人との距離が異常に近い、自分の興味のあることを一方的に話す、などの特徴をそれぞれ有します。

　指摘のとおり野口さんには、強いこだわり、対人関係の機微やニュアンスの理解が難しい、身振りでの表現ができない、興味関心が限定されている、常同

的な行動がみられるなど、多くの **ASD の特徴**がみられますね。積極的に関わっ
てくる「まる子」とは交流していますので、受け身であれば交流はできる受動型、
という判断も妥当です。前項の L について Wing の類型を用いますと、L は孤
立型と積極奇異型のハイブリッド（孤立型＞積極奇異型）＋天才、というところ
でしょうか。

　お笑いが好き、とのことですが、これが限定的で固執した興味とすると、特
定の芸人に対するこだわりがありそうです。こだわり、という点からすると、
いわゆるお約束や定型的なギャグパターンが繰り返される上方漫才、リズムネ
タなんかが好きなのでは、と推察します。くっくっくっく、とまわりの状況に
関わらず独りでニヒルに笑うのは、タイムスリップ現象に関連した思い出し笑
いである可能性がありますね。逆に某芸人コンビのすれ違いコント、バイトの
面接に来た若者を万引き犯と間違え事情を聴取しようとする店長の噛み合わな
い会話、のような他者視点からの考え方がキーとなるようなお笑いは理解が難
しいかもしれません。ASD の方では「心の理論」、すなわち他者がどのような
考えや意図を有しているかを知る社会的認知能力に問題があることがありま
す。「心の理論」の障害の有無を検討する課題としては、サリー・アン課題が有
名です。こちらの課題では以下の寸劇が提示されます。

　「サリーとアンは最初、同じ部屋にいます。部屋にはサリーのバスケットとアン
ンの箱が置かれています。まず、サリーがビー玉を自分のバスケットに入れま
した。そしてサリーが部屋の外に出ていったときに、アンがビー玉をサリーの
バスケットから自分の箱に移動させてしまいました。さて質問です。サリーが
部屋に戻ってきて、ビー玉を取り出そうとしたとき、サリーはまずどこを探す
と思いますか」

　この課題では、サリーはアンがビー玉を移動させてしまったことを知らない、
というところがポイントとなり、定型発達者（健常者のことです）では 4 〜 5 歳
頃になるとサリーのバスケット、という正解を導き出すことができます。しか
し ASD の方は 9 〜 10 歳になるまで正解できない、あるいは成人しても正解
できないことが多いようです。野口さんは 9 〜 10 歳なので、ギリギリこうし
た社会的認知能力が発達しているかどうか、というところです。つまり、複雑
な対人関係の絡むコントを楽しむことができていれば、社会的認知能力が十分

に発達した高機能 ASD ということになります。

　また、野口さんの不自然な視線は ASD に特徴的であり、L にも共通しています。定型発達者では、モノを識別する際に活性化する脳部位は下側頭回であり、他人の顔を識別する際に活性化する脳部位は紡錘状回です。いずれも側頭葉に位置します。一方、ASD の方の場合はモノを識別する際にも顔を識別する際にも下側頭回の活性化が生じ、顔を識別する際の紡錘状回の活性化が生じません。つまり ASD ではモノも顔も同様の脳内ネットワークで処理している可能性があるということです。また、定型発達者では他人の顔を識別する際には目を中心に視線が動きますが、ASD では輪郭をなぞるように視線が動くようです。これが、視線が合わない、どこを見ているのかわからない、という印象につながるのでしょうね。

　いずれにしても、ASD の特徴を有する野口さんがクラスに受け入れられているというのはとても優しい世界です。ASD の方は対人関係が難しく、そのため学童期にいじめの対象となったり本人が疎外感を感じたりすることがしばしばあります。その結果として自尊心の低下、抑うつなどの二次障害が形成されることとなりますが、野口さんはそうした問題のない ASD として成長していけそうですね。理想的な形です。

（須田史朗）

参考文献

- Baron-Cohen S, Leslie AM, Frith U：Does the autistic child have a "theory of mind"? Cognition 1985；21：37-46
- Schultz RT, Gauthier I, Klin A et al：Abnormal ventral temporal cortical activity during face discrimination among individuals with autism and Asperger syndrome. Arch Gen Psychiatry 2000；57：331-40

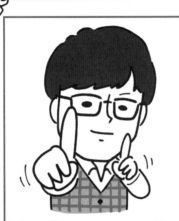

浮きこぼれの5軍男子

↪ **津崎平匡**

出典 海野つなみ:
逃げるは恥だが役に立つ,
講談社,
2012 ～ 2020 年
ドラマ『逃げるは恥だが
役に立つ』, TBS,
2016 年

人物紹介　京都大学卒の優秀なシステムエンジニアでIT会社に勤務しているが、真面目な性格の地味な男性である。人とのコミュニケーションや対人関係を築くのが苦手で、あまり他人に構われるのを好まないため35年間彼女ができたことがなく、「プロの独身」と自負している。潔癖症で以前から家事代行業者に清掃などの家事を依頼していたが、最近の担当者の仕事ぶりに不満を覚えていた。業者を変えようと検討していたところ、求職活動中のヒロインみくりの父から半ば強引に紹介され、みくりを家事代行業者として渋々受け入れた。みくりが初めて来たときには冷たく対応してしまうが、みくりの細やかな気遣いと優しさに触れ、癒される。みくりの提案した契約結婚に賛同し、雇用主となる。彼女を含め周囲の人に対し自分から歩み寄ることをしないため、自らの言動を誤解されることも多い。仕事に集中しすぎて体調を崩してしまい、会社を休んでしまったり、正直者で、普通なら恥ずかしくて言えないようなこともさらっと言える一面もある。

考　察

　みくりと出会った当初は、同僚と話すときでさえ目を合わせることが少なく、自分の言動が知らないうちに誰かを傷つけていたのではないかと考えることもあり、彼が対人コミュニケーションにおいて不安を抱えていると推察される。また、他人から拒絶されることを恐れるために他人との関係を深めることを避けてきた点は、物語として視聴者をもどかしい思いにさせ、ドラマの人気を呼んだ一因でもあるが、彼の性格を説明するうえで重要である。

　本作の題名にもなったハンガリーのことわざ、「逃げるのは恥。だけど役に立つ」は彼の台詞であり、自らの信条を端的に表したものと捉えることもできるかもしれない。以上のような特性から、まず自閉スペクトラム症と回避性パーソナリティ障害を鑑別に挙げた。

　自閉スペクトラム症は、DSM-5 において「複数の状況で社会的コミュニケーションおよび対人的相互関係における持続的障害」「限定された反復様式の行動、興味、活動」「発達早期の段階で出現する症状」「社会や職業など臨床的に意味のある障害」の 4 項目が診断基準とされている。DSM-5 以前は「Wing の類型」が診断に用いられていたが、前半の 2 項目については共通している。平匡は、対人関係に問題がみられることや興味の幅が狭いことは基準を満たしうる。彼は社会生活で問題を抱えてはいないように思われるが、彼の仕事は一日中デスクワークで会話が少ない職種であり、意図的にそのような職場を選択したと考えられなくもない。ただ、幼少期の対人関係について詳しい説明がない点で基準全てを満たすとは言い切れないことも確かだろう。

　回避性パーソナリティ障害は対人関係に支障をきたす点で共通しているが、批判や非難、拒絶に対して恐怖や不安を感じるという点に特徴がある。平匡の場合、過度に他人の評価を恐れるといったことはなく、自らの性格をある程度納得して受け入れており自己否定感は少ない。コミュニケーションに障害をみる程度であり、会社の同僚とは良好な関係を築くことができていることから、社会生活に困難はないと考えられるため、可能性は低いと考えた。

以上の理由から自閉スペクトラム症と考察した。しかし、女性経験がないことは対人関係の希薄さを示す根拠になりうるが、現代社会において平匡のような男性は決して珍しいとはいえない側面もあり、「草食系男子」としての個性と区別することは容易ではないだろう。

「自閉スペクトラム症（ASD）」と考えます

教員のコメント
この方は精神疾患には該当しませんね

　国民的女優と国民的シンガーソングライターの結婚のきっかけとなった大ヒットテレビドラマの原作ですね。鑑別診断を挙げて綿密に考察していただいています。津崎平匡は ASD を想定して描かれているのでしょうか。早速検討してみたいと思います。

　まず、視線が合わないという点ですが、原作の漫画ではメガネの奥の眼の描写がなく、視線について検討することが困難です。テレビドラマでも平匡は視線が合わない、ということを強調するような演技がされてしまっていて、評価の対象にすることは難しいように思います。一方、平匡は対人コミュニケーションの不安が強い、という描写がありますので、ASD における顔の識別の問題でどこを見ているかわからない、というよりも他人と視線が合うことの不安や恥ずかしさに起因する問題なのかもしれません。そうなると、この点は ASD の存在を示唆するものではない可能性がありますね。

　他人から拒絶されることを恐れる、という点は社交不安症、日本文化における対人恐怖、回避性パーソナリティ障害でもみられる特徴です。しかし、軽度から診断閾値以下の ASD にもこうした対人交流に関連した恐怖症状が出現することはありえますので、なんとも言えないですね。重度 ASD となると人間関係における想像力の欠如の問題が大きくなるので、恐怖というよりは、なんでこうなるのかわからない、困ったなあ、というような感覚になると思われます。しかし、対人関係の不安はあるといっても、職業上や社会

生活上の顕著な問題が生じているわけではなく、本人が強い苦痛を感じているわけでもありませんので、社交不安症や回避性パーソナリティ障害については診断閾値以下となるでしょう。

　また、同僚がゲイの同僚と二人きりで夜を過ごすことを回避するために間に入る、といった描写は平匡の人間関係における想像力の豊かさ、共感性の高さを示すものです。テレビドラマでは、発注のトラブルで納期までの間にデスマーチとなった場面の描写がありました。ASD の方ですと、想定外の出来事が生じたことでパニックを起こしそうな局面ですが、平匡は冷静に同僚と協力し、ときにリーダーシップを発揮しつつ作業を完遂させています。このような点からも、平匡が ASD である可能性は低いように思います。また、商業的にもこの作品は「ムズムズキュンキュン」をキャッチフレーズとしており、よく見かけるちょっと残念な人たち、頑張れ！ というコンセプトで人々の共感を誘おうとしています。そう考えますと、平匡を一般的には分かりにくい ASD に設定することのメリットが少ないようにも思えます。

　それでは平匡の診断はどうなるのでしょうか。私は、**精神疾患の該当なし、診断閾値以下の ASD および社交不安症の傾向を持つ「5 軍男子」**だと思います。学生さんも指摘してくれていますが、このような男性は現代日本では決して珍しくはありません。それだからこそ、人々の共感を呼び、テレビドラマが大ヒットしたのでしょう。

　では、なぜ知能が高く、才能にも溢れた彼らがクラスの底辺の 5 軍男子に陥ってしまうのでしょうか。私は、そこにはわが国の教育現場の問題があると考えます。彼らは頭が良いので、学校では授業など聞かなくとも、教科書をチラ見した程度でたちどころに理解してしまいます。先生の話は退屈で仕方がありませんし、落書きなどの余計なことをするかもしれません。授業態度もあまり良くないものに見えるかもしれません。それでもテストでは毎回 100 点ですから、先生にとってはかわいくない、という印象を与えるかもしれません。確かにレベルの違いが大きいと先生が扱いに困るのは仕方のないことでしょう。クラスでも同級生が幼いと感じ、違和感を覚えるかもしれません。あるいはやっかみから粗探しをされやすくなり、周りの大人からできる部分については褒められることなく、逆に些細な失敗については批判

されやすくなっているのかもしれません。そうなると、彼らはよっぽどうまく立ち回らない限りクラスでも浮いた存在となり、「浮きこぼれ」(落ちこぼれの対義語)になってしまうのです。

　こうなってしまいますと、人と関わるのが不安になったり、面倒になったりしてしまうのも仕方ないですよね。素晴らしい才能を持った子どもたちは、ちょっとクセが強くて扱いが大変かもしれませんが、ぜひともその個性を伸ばしてあげたいものです。わが国の発展、特に科学技術の繁栄のためにも。どうにも日本の学校教育は、エリート教育が下手のようです(この意見は全くの私見ですが、実体験に基づいております)。

(須田史朗)

 ティーブレーク　鑑別診断と大喜利

　精神科診断は、主に問診によって聴取された患者の体験をもとに下される。しかし、患者の訴えというものはそのときの感情によって内容が変わることがあり、必ずしも一貫しているわけではない。また、訴えを聞く側の精神科医も感情を持った人間である以上、そのときの判断に際してすべての認知バイアスを排除することは不可能である。そうなると、精神科診断は流動的であり、確実性のないもの、ということになってしまうが、まさにそのとおりなのである。こうした問題があるので、近年多用されているDSM-5などの操作的精神科診断にはある程度の幅があり、曖昧さをあえて残した構造となっている。

　また、ここで重要なのは一度下した診断が正しくない可能性を認識しておくこと、もしそうだった場合の鑑別診断を常に頭に入れておくことである。鑑別診断を行う際には、これまでと違った視点からの考察が役に立つことが多い。特に、少しズレているんじゃないの？　という意見が突破口となることもある。そもそものスタート地点が正しくない場合は、少しズレた位置からのアプローチで修正されることもあるのだろう。それを狙っていろんな角度からズレてみたりしている。精神科のカンファレンスはまさに大喜利のようである。

(須田史朗)

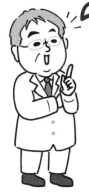

鬼化することで何が生じるか

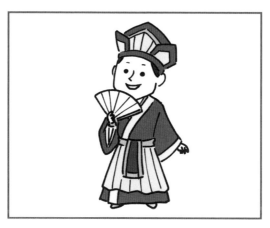

♪　**童磨（どうま）**

出典　吾峠呼世晴：鬼滅の刃，集英社，2016〜2020年

人物紹介

童磨は十二鬼月の中でもトップ2の鬼である。鬼とは鬼舞辻無惨（きぶつじむざん）という鬼の親玉から血を分けてもらった人間のことをいう。鬼化するとその者は人を喰らい、人智を超えた能力を発揮できるようになる。鬼の中でもとりわけ鬼舞辻無惨の血が色濃い十二人の鬼は、十二鬼月と称され、鬼舞辻の手足として生きる。童磨は非常に表情豊かで飄々としたキャラクターであり、気さくで親しみやすい口調で話す。作中では人外でありながら、スムーズなコミュニケーションを行い、戦闘中は人間に強い共感を示す（哀れみに近い）。しかし彼には人間として生きていた頃から感情というものがなかった。他人が悲しんだり、喜んだり、楽しんだりしていても、全く理解ができなかった。母が父を刺し殺したときも、部屋が汚れて迷惑だなくらいにしか感じなかったという。幼い頃から病感はあったが、幸いというのか生まれ持った明晰な頭脳で他人と会話を合わせることができ、不便も感じず他人にも悟られずに生きることができた。

考　察

　童磨は人ではないが、人として生きていた頃の記憶は鮮明に残っており、本人の振る舞いや思考と強く関わっているため精神科的診断が可能と判断した。まず彼は他人の感情に対して一切の共感を抱けないという点で「社会的感情的相互関係の欠陥」があり、これは DSM-5 の自閉スペクトラム症の診断基準の第 1 項目にあたる。人間の言動に対して「つらいよね」と共感を示すシーンが多くあるものの、これはいちいち喜怒哀楽目まぐるしく感情が変化する人間存在に対する哀れみであり、決して共感できているわけではない。口では共感を示すが、常に人間は可哀想だと哀れみ、涙を流しながら人間を抱きしめる。

　また女性ばかりを喰らうという強い執着があり、喰らった女性との関係や思い出をつぶさに記憶している。200 年経っても 1 人も忘れたことはないと発言しており、尋常ではない執着である。これは DSM-5 の第 2 項目に一致する。幼い頃から知能と学習によって対人関係を維持している点、病感がある点などから知能障害はなくむしろ知的に卓越しているが、誰にでも馴れ馴れしく話しかけたりする点から若干多動的な描写もある。

「自閉スペクトラム症」と考えます

教員のコメント

いわゆる「サイコパス」といえますね

　2021 年現在、飛ぶ鳥を落とす勢いの『鬼滅の刃』からのお題ですので、コメントせずにはいられませんね。

　さて童磨ですが、どうでしょう。ASD の特徴に「他人に共感することが難しい」というものがありますが、童磨は共感性が欠如しているのでしょうか。戦闘中に人間に対して共感の感情を示し、哀れみ涙を流しながら抱きしめる、という描写がありますので、これを共感と呼ぶかどうかはともかく、

他人の感情を理解することはできるようですね。

　問題となるのは、常に人間は可哀想だ、苦しみから解放してあげなければならない、として、共感を注いだ相手に何の愛着も持たず、いとも簡単に殺してしまう点です。童磨は人の命を奪うことに対して全く良心の呵責を感じず、勝手な解釈で逆にその行為を正当化しています。捕食行為についても、自らの一部として永遠の存在にしてやり救済すると正当化しています。自らの一部とすることが童磨なりの被害者への愛着だ、という解釈があるのかもしれませんが、ちょっと発想が斜め上ですよね。女性のみを対象としている点には何らかの性的倒錯が併存している可能性を考えます。良心の呵責の欠如と他人を傷つける行為の正当化は**反社会性パーソナリティ障害**、いわゆるサイコパスの特徴です。

　他人の権利を暴力的に奪ってはいけない、という社会一般のルールをいとも簡単に破壊してしまうところは、ルールに忠実な ASD とは少し異質であるように思います。人間として生きていた頃から感情というものがなかった、という描写についてですが、童磨は幼い頃から両親に神童だと担ぎ上げられ教祖としての役割を強制されてきました。教祖と信者という関係は、教祖が信者に施すという一方的な関係ですので、双方向性のコミュニケーションの鍛錬がされていなかったのかもしれません。それが他人との情緒的交流の欠如につながっている可能性が考えられます。

　また、童磨の両親は女性信者に手を出し続ける父を母が殺し、母自身も童磨の存在を省みることなく服毒自殺する、という形で亡くなっています。そのような両親ですから、童磨は生育過程で十分な愛情を注がれずに育った可能性があり、**反応性アタッチメント障害**による愛着形成・情緒の障害、という要素が混在しているとも考えられます。

　もう一点、興味深いのは、童磨は鬼舞辻無惨の血により鬼となり、不死化している点です。そうなると、童磨の体細胞のテロメア (telomere) はどうなっているのか、ということが気になりますね。ここでテロメアについて少し解説していきます。通常、人間の体細胞は分裂回数に制限があります。細胞分裂のたびに複製老化が起こり、分裂限界を超えると死滅します。この複製老化には、テロメアという染色体遺伝子の末端にあり、染色体末端を保護

する構造が関与しています。細胞分裂の際に DNA は複製されますが、テロメアを含む末端はその構造上完全に複製されることができませんので、分裂のたびに少しずつ短くなります。これが分裂老化であり、極端にテロメアが短くなると分裂そのものが不可能となり、細胞は死に至ります。この細胞死を回避する機構として、テロメアを伸長させるテロメラーゼ (telomerase) という酵素があります。テロメラーゼ活性は細胞分裂が盛んな発生段階の体細胞、幹細胞、白血球など一部の細胞にみられ、成体の体細胞では通常消失しています。童磨の体は不死化が生じており、あらゆる臓器が再生可能となっていますので、全身性にテロメラーゼが活性していることが想定されます。

　ここで興味深い報告を紹介します。テロメラーゼの構成要素であるテロメラーゼ逆転写酵素 (TERT) を過剰発現させたマウスでは社会性の障害 (他のマウスに対する愛着行動の低下、関心の低下)、巣作り行動の減少、不安行動の減少など、ASD の病態との関連が示唆される行動の異常が出現します。また、前頭葉における過剰なシナプスの活性化も生じるようです。通常、脳の発生の過程では過剰なシナプスの刈り込み (pruning) が生じ、必要な結合が重点的に保存され不要な結合は除去される、という選択が行われ、機能的に成熟した神経回路が形成されます。ASD ではこの刈り込みがうまくいかずに余計な神経回路が残存しており、そのことが機能障害に関連しているとの仮説があります。すなわち、過剰なシナプスの活性化は機能的な神経回路の形成に必要な刈り込みに逆行することとなり、ASD の病態形成につながる可能性がある、ということです。

　童磨においても、反社会性パーソナリティ障害に加えて、全身性のテロメラーゼ活性化による自閉症関連行動の増強、シナプス過剰形成による行動変化などの要素が混在している可能性があるかもしれません。また、これは不死化している他の鬼にも当てはまることであり、鬼は集団行動をしない、ということの説明になるのかもしれません。

(須田史朗)

参考文献

- Kim KC, Rhee J, Park JE et al : Overexpression of telomerase reverse transcriptase induces autism-like excitatory phenotypes in mice. Mol Neurobiol 2016 ; 53 : 7312-28
- Piochon C, Kano M, Hansel C : LTD-like molecular pathways in developmental synaptic pruning. Nat Neurosci 2016 ; 19 : 1299-310

Chapter 4

パーソナリティ障害

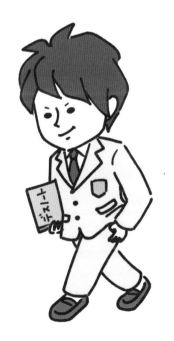

サイコパスと
正義のミカタ

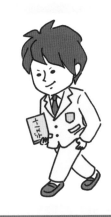

▶ DEATH NOTE

夜神　月

▶ 原作：大場つぐみ　漫画：小畑健
▶ 集英社，2004 ～ 2006 年

私は今回『DEATH NOTE』の主人公である夜神 月の精神科診断を
つけていこうと思います。

お、いいねえ。

考察の前提として、実際に夜神 月のような患者が精神科を受診し
たと仮定します。

ほう、そう来るか。さてどんなお話かな。

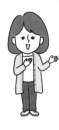

主人公の夜神 月は、容姿端麗、頭脳明晰、スポーツ万能とすべて
がハイスペックな人物で、恵まれた生活を送っていました。正義感
がとても強く、世の中の理不尽を許せない性格です。しかし、人の
名前を書くだけでその人物を殺せるデスノートを手に入れてから、
「新世界の神になる」と言い、最初は密かに凶悪犯だけを殺害して
いたのですが、その行動はエスカレートして、だんだん自身に逆ら
う者や邪魔になる人物を容赦なく殺害していくようになります。自

分が正しいと思えば大切な人物も殺害する覚悟を抱くほどになります。世間は彼のことを「キラ」と呼び、恐れたり讃えたりします。そこに「L」と名乗る、月と同世代の天才的な頭脳を持った青年が登場して、警察に協力して、犯人を探っていきます。Lは夜神 月を疑って、竜崎の名前で彼の前に現れ、Lとキラとの頭脳戦が繰り広げられていきます。

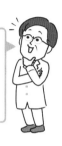

もともとはマンガで、映画化、アニメ化、そのほかにもいろいろなメディアに展開していきましたね。
Lのほうはいかにも自閉スペクトラム症といった印象の、天才だけど変人として描かれていました。では夜神 月は？

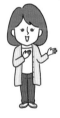

彼は警視庁幹部の親を持ち現在は大学生です。友人は多く、親からの期待も大きいのです。デスノートを拾うと、寝る間も惜しんで凶悪犯罪者の名前を書くようになります。同時期からデスノートの持ち主だったという死神が見えるなどの幻視や死神と話し合っていると独り言をいっていたりし、幻聴があるようでした。
また、自分は世界を変える存在であると信じ込みます。その数カ月後から自室に監視カメラが設置してあるとか、FBIから狙われているなどという妄想も生じます。さらにノートの切れ端をポテチの袋に忍び込ませるなどの奇行もみられるようになりました。さらには大学の友人・竜崎が警察の幹部であると確信して警戒したり、警察から監禁されるなどと言うようになりました。この段階で家族の勧めで精神科を受診したと仮定します。

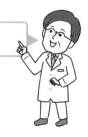

あ、ここで受診するんだね。

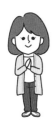

症状としては、被害妄想、幻視や幻聴、自分は世界を変える存在という誇大妄想や過度の自尊心が挙げられます。

以上のことから、診断としては**統合失調症、躁病のいずれかの可能性が高い**といえます❗

いや、そうはいかんよ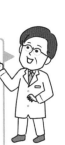

精神科医である君がこの患者を診察します。この夜神 月という患者は「デスノートで人が殺せるのは本当なんです。こんなことを言うと妄想だと思われるだろうこともわかっているのだから僕は病気じゃありません」などと論理的に語ります。何しろ彼は頭脳明晰ですからね。君が処方した薬は飲みませんが、「でも先生には話を聞いてほしいんです。先生は医師として守秘義務を負っていますから、僕の話したことは誰にも言いませんよね」などと言って定期受診をします。大学にも通っているようですし、成績もいいようで、君には妄想的なことを語りますが、日常生活には問題はないばかりか、むしろ優等生のようです。

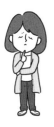

そうです。陰性症状はみられないんです。

でも、先週は、汚職していた政治家を殺したなどと言います。その政治家の名前を聞くと、確かに急病で亡くなったというニュースをやっていました。君は、どうせ政治家の急死のニュースを聞いてあとからそんなことを言っているのだろうと思います。同様の告白がしばらく続いて、あるとき、夜神 月は「明日、有名人の誰それを殺す」と言い出します。そして確かに翌日、その有名人の事故死のニュースが流れます。

さあ、夜神 月は本当にノートに名前を書いただけで人を殺す能力を持っているのでしょうか、いやそれとも君の精神状態がおかしくなってしまったのでしょうか。君は**精神科医として何か合理的な説明を見つけ出す**ことができるでしょうか❗

え、いや、それは偶然の出来事だと思います

実際に夜神 月が受診するということは、君もこの物語の登場人物であるということです。潔く夜神 月の主張を真実だと認めますか、それともあくまで死神はいないという世界観に固執しますか？

ええ、死神なんていません

頭の硬い精神科医の登場ですね
L ならば、何か謎の方法で殺人をしていると推理するじゃあないですか。

いえ、私はそんな頭脳明晰じゃありません。

謙遜しなくていいのよ。空想的な物語の登場人物を物語の外から診断すると、その空想的な設定が妄想になってしまうわけです。浦島太郎は竜宮城に行く妄想を持ちました、では、つまんないでしょ。さあ、君も物語に入り込んで診断しましょう。

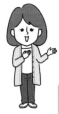

それでは、**反社会性パーソナリティ障害**ではどうでしょう。診断基準を見ていいですか？

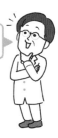

どうぞどうぞ。

1．法律の軽視、2．欺瞞的態度、3．衝動性、4．攻撃性、5．自分または他者の安全性の軽視、6．無責任な行動、7．後悔の念の欠如。このうち 1、2、5、7 が当てはまります。殺人を繰り返し、「キラ」と偽名を名乗り、平気で嘘をつき、自身の計画のために第三者を言いくるめます。デスノートを手に入れて間もないころは人を殺めることに後悔の念もみられていましたが、次第にその感情も失われていきます。

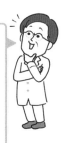

あなたは重要なことを見逃していますよ。
パーソナリティ障害は「安定し、長時間続いており、その始まりは少なくとも青年期または成人早期にまでさかのぼることができる」とされ、特に反社会性パーソナリティ障害では 15 歳以前に素行症／行為障害であった証拠があることが必要とされています。月は優等生だったでしょうからこれには到底当てはまりませんよね。
それから反社会性パーソナリティ障害は個人的利益もしくは快楽のためには他者も法も顧みない行動パターンを記述していると思われるんですよね。**夜神 月の動機は正義であり、世の不正を正すこと**ですよ。

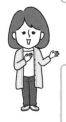

でも犯罪行為です

その通りなんだけど、ここには、**正義というものの難しさがあるん**じゃないかな。自閉スペクトラム症の人が融通のきかない正義感で周囲ともめ事を起こすことは少なからずあるし、人類は正義の名のもとでもっとも残虐な行為をしてきたなどという格言もありました（もともと誰の言葉だったのかよくわからないのですが）。
そういうことまで考えると DSM-5 の**反社会性パーソナリティ障害の概念は薄っぺらいところがある**のです。また、法が裁けない悪を、超法規的権力を与えられた悪人が裁くというお話は、昔のマンガ『ワイルド 7』とか、ドラマの『必殺シリーズ』とか、わ

りとよくあります。われわれは世の不正を簡単に正してもらって
スッとしたいのです。

正義の味方がいかにアブない人間で、実は犯罪者とほとんどかわら
ないのではないかということについては『バットマン』などで繰り
返し描かれてきたことでもあります。

さあ、診断について別の観点はありませんか。

自己愛性パーソナリティ障害はどうですか。

ふむふむ。

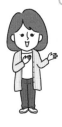

自分は他の人より優れていて、自分の考えは正しいと信じています。
罪を犯した人間を殺すことを正しいと信じ、当初は良心の呵責が
あっても、世間から賞賛されることで自分の考えは正しいのだと肯
定し、自分は「新世界の神」だという空想にとらわれ、そのことへ異
常な執着をみせます。その結果、自分に歯向かう者や、献身的な仲
間であっても、自己の保身のためなら躊躇なく殺すようになります。
また異性に対しては一貫して淡泊な対応であり、利用する対象とし
てしかみていません。共感の欠如や目標のために他者を利用する姿
勢がみられます。

最後にはLに正体を暴かれ、自らの考えの正しさを周囲に訴えか
けますが、「ただの人殺しです」と誰にも聞き入れてもらえず、そ
れに対して「言ってもわからぬ馬鹿ばかり……」と他者を見下す一
方で、他者に否定されたことに異常に狼狽する様子がみられました。

自己愛性パーソナリティ障害はDSM-5では「誇大性（空想または
行動における）、賛美されたい欲求、共感の欠如の広範な様式」と
説明されていますので、まさに夜神 月に当てはまりますね。そし
て殺人という犯罪行為に手を染めていることからして「社会的機能
の障害を来している」といえます。

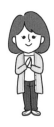

Lからは「幼稚で稀にみる負けず嫌い」と言われており、月が取り乱すのは物質的な損失が出たときではなく、自分が立てた作戦がうまくいかなかったり、自己の考えが否定されたときなど自尊心が傷つけられたときであるという点から、反社会性パーソナリティ障害というよりは自己愛性パーソナリティ障害に当てはまると、これでいいですか。

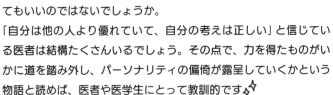

ただ、月も最初から自己愛むき出しではなかったですよね。思いがけずデスノートを手に入れて、それをどう活かすかと考えます。**月の考えはきわめて論理的で正しい**です。彼が殺人を繰り返す動機は正義の実現ですから、その点で反社会的ではありませんが、倫理的でもありません。最初のうちは懲悪がなされ、読者も月に共感しつつ読んでいくことになりますが、彼が正義を貫けば貫くほど倫理的ではなくなります。これはエリートにありがちな陥穽といってもいいのではないでしょうか。

「自分は他の人より優れていて、自分の考えは正しい」と信じている医者は結構たくさんいるでしょう。その点で、力を得たものがいかに道を踏み外し、パーソナリティの偏倚が露呈していくかという物語と読めば、医者や医学生にとって教訓的です

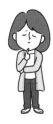

はい、気をつけます

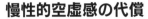

慢性的空虚感の代償

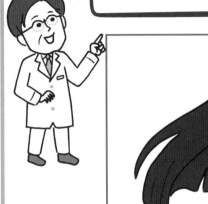
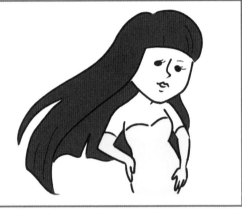

♪ りりこ／比留駒春子

出典 岡崎京子：ヘルタースケルター，祥伝社，2003 年
　　蜷川実花監督：ヘルタースケルター（映画），2012 年

人物紹介

モデルのりりこは誰もが羨む美貌を持ち、芸能界の頂点に君臨するトップスター。しかし彼女には大きな秘密があった。実は彼女の美は全身整形によって作り上げられたものだった。非合法な整形手術は高額な維持費用を要し、維持治療を続けないと美貌が崩れはじめ、それを防ぐ治療の副作用はりりこの身体を蝕んでいく。結婚を狙っていた恋人である富豪の御曹司の婚約、トップスターの座を脅かす後輩モデルこずえの登場でいっそう窮地に追い込まれ、幻覚と現実を混同していく。全身整形の事実を暴露されたりりこは記者会見の場で自らの目を突き刺し、一命は取り留めたものの失踪する。その後、りりこは伝説となり、本人も自らの居場所を見つける。

考 察

　境界性パーソナリティ障害は、感情、対人関係、自己像が非常に不安定で衝動的で、見捨てられることに対し強い恐怖を持っており、それを回避するためのなりふり構わない努力がみられる。ストレスにさらされると衝動的に薬物過剰摂取やリストカットなどの自傷行為や自殺企図を繰り返すこともある。また、発症には幼少期の虐待体験や対人関係の問題が関与していることも多い。

　りりこは自身の感情のコントロールが難しく、仕事現場や私生活において、特にマネージャーの羽田に対して、気に入らないことがあると衝動的に怒り散らす様子が見受けられる。その反面、自身の象徴である美に対する自信が失われてしまいそうな時はこのマネージャーに依存するような言動を繰り返す。加え、自身の美が失われてしまうことで人々が離れていってしまうことに異常なまでもの恐怖感を抱いている。次第に薬物を過剰摂取している様子や、幻覚・妄想が出現している様子がみられ、境界性パーソナリティ障害が疑われる。

　発症に関しては、妹に対する言動や妹の受け答え、彼女が「ママ」と呼ぶ事務所の社長の「惨めだったあんたを拾い上げた」という発言などから、幼少期に自分の容姿にコンプレックスを抱くような経験があり、その経験も障害の発症に寄与しているのではないかと考えた。また、りりこと二人三脚で歩んできた、「ママ」こと社長も彼女のことを「自分の夢」といっている。りりこにとっては一番身近にいて自分を守ってくれると思いたい人からも、美を維持しなければ見捨てられてしまうと思うことになり、障害の発症に関わったのではないかと思う。

 「境界性パーソナリティ障害」と考えます

「境界性パーソナリティ障害」でよさそうです

　境界性パーソナリティ障害の特徴は随所に示されていると思いますが、なかんずく慢性的な空虚感は「カメラがシャッターを押すたびに空っぽになってゆく気がする」「いつだってそうよ、しなくてもいいことをしてしまう。だけど何かしていないといてもたってもいられないのよ」「これはあたしが言ってるんじゃない。あんた達が言わせているのよ」といった台詞に示されています。おっとっと、わたしは原作マンガのほうを引用しています。他者との関係、とりわけ性的関係に耽溺するのはこの慢性的な空虚感を代償しようとするからで、他人の注目を浴び、他人の歓心を買おうとするのも同様です。りりこは慢性的な空虚感を人工的な美を使って人々の関心を引き寄せることで代償しようとしていますが、それで空虚が埋まるわけではありません。

　ただ、この物語では、すでにりりこは全身整形で完璧な美を手にしている状況にあります。そしてその美が作り物であり、遠からず失われるものであることも自覚しています。その状況下での精神的不安定は元来のパーソナリティの問題かどうかは疑問ですね。パーソナリティに偏倚がなくとも不安定になっておかしくない状況にあるからです。

　また美容整形の効果を保たせるための得体の知れない薬物や、精神的不安定に対して投与される精神安定剤など薬物の影響は無視できないようで、これも考慮しないとなりません。

　全身整形を受ける前、りりこがまだ「デブででかくてとんでもないおかちめんこ」の比留駒春子だった頃にも、同様のパーソナリティ傾向を示していたかどうかが、パーソナリティ障害の診断には重要になってきます。残念ながらこれは物語からはうかがい知ることはできません。

　幼少期に容姿への劣等感が強かったのかどうかも、ストーリーとしては当然そうなのだろうとは思っても、よくわからないところです。彼女が自ら望んで全身整形を求めたのではなく、「ママ」社長が自身の若い頃の複製を作ろうとして、「りりこ」をプロデュースしたわけですから。

　この点で醜形恐怖症／身体醜形障害と診断した学生のレポートもあったの

ですが、少なくとも DSM-5 の診断基準では、他人が認識し得ないか、些細と思う程度の身体的欠陥・欠損を過剰にとらえると規定されています。平たくいえば、客観的に瑕疵のない容姿に対して醜いと思い悩むのは病的ということですが、病的ではないという場合は、結果的に診断医が美醜の判断を下していることになり、はなはだ都合が悪い診断基準です。ここでは、整形前のりりこについて「ママ」が「とんでもないおかちめんこ」と述べているので、それを悩んでいても普通の悩みと了解されます。他方、作品中の現在、全身整形の不具合でシミができたりするのは、やはり些細なことではないので、それを大騒ぎしても当然です。

　親代わりでもある社長がりりこを自己の分身のようにみて、愛しつつも利用するという関係性は、問題を抱えた子どもたちの親子関係にありがちなパターンのひとつであり、また、りりこの精神不安定にも関係していると思われます。

　境界性パーソナリティ障害では一過性に幻覚や妄想などの精神病症状がみられることもあり、微小精神病などと呼ばれます。

　結局、りりこの仕打ちに耐えかねたマネージャーの羽田ちゃんは全身整形の証拠をマスコミに送りつけ、りりこの地位は失墜します。りりこは自ら片眼を抉って（映画ではナイフで刺して）姿を消します。5 年後、眼帯をしたりりこが外国のフリーク・ショウを見せるクラブに出演しているところが最後の場面ですが、このときマネージャーとして羽田ちゃんとその彼氏がまだ付いています。境界性パーソナリティ障害の人は対人関係が非常に不安定ではあるけれど、他人を魅了するところもあります。羽田ちゃんは振り回されるけれど、りりこから離れられないのです。

　女王然としてショウに登場するりりこを「本人も自らの居場所を見つけた」ととらえていいのか見解はいろいろでしょう。空虚なりりこは結局、フリークとしてであっても、見られることしかできないのだという見方。あるいは、ここにおいて、見られる立場から、主体的に見せる立場に変わったのだという見方。

　作者の岡崎京子はこの続きを描くつもりだったようですが、飲酒運転の車にひき逃げされ、マンガ家として再起不能になってしまいました。

（小林聡幸）

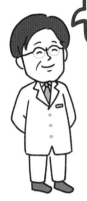

> 弱く傷つきやすい自己を
> 尊大な自己で覆い隠す

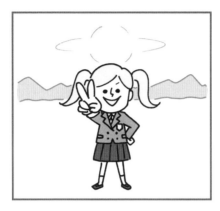

⮕ **惣流・
アスカ・
ラングレー**

出典 庵野秀明監督：
新世紀エヴァンゲリ
オン（アニメ），
1995 ～ 1996 年

人物紹介

アスカは汎用人型決戦兵器エヴァンゲリオン（以下エヴァ）の
パイロットの 1 人である。4 歳の頃から英才教育を受けたエ
リートで性格は男勝りな自信家で自己中心的な行動が多い。
　幼少期に母親が重度の精神疾患を患う。エヴァの研究者で
あった母親に振り向いてもらうためにエヴァのパイロットになることを
決意し訓練に励む。しかし、母親に見向きもされず、のちに母親は自殺
してしまう。この経験から彼女は他人からの注目や評価に敏感になり、
自らの評価を上げることだけを考えるようになった。登場時の彼女はエ
リートの自信が強く、同僚パイロットの碇シンジや綾波レイ、周囲の大
人を見下す傾向があった。
ところが、見下していた碇シンジが急激に成長し、注目を浴びるようにな
ると激しい焦りや怒りを感じ、物に当たって発散する場面も多くなってい
く。その後、自らを卑下し、徐々にパイロットとしての成績も振るわなく
なる。周囲の評価も落ち、彼女自身の自己評価も大きく落ち込んでしま
う。最終的には、強い抑うつ状態に陥って、パイロットができない状態に
なり、頬も痩せこけ食事もとっていないのではないかと推測できる。

考　察

　アスカは尊大な自己イメージを持ち、自己中心的で、他者との対立を促す様な態度・行動が多くみられる。周囲の人達を軽視する一方で、周囲からの評価を強く求め、自らを特別扱いするよう要求する。それが受け入れられなかったり、他者が批判や無関心を示すと抑うつや激しい怒りを生じる。自分への関心は高いが、その自己評価は他者の評価によって大きく変動する不安定なもので、登場時はエリートとして自身を誇る言動が多かったが、物語の終盤にかけて自らを卑下する発言が増えていく。また、他者への共感性が低く、他者の欲求や感情の認識が困難であることも露呈していた。

　以上のことから彼女は自己愛性パーソナリティ障害に当てはまる面が多々存在すると考えた。また、物語の終盤では抑うつ状態や体重減少がみられることから、うつ病の発症もあるのではないかと考えた。

「自己愛性パーソナリティ障害、うつ病」と考えます

教員のコメント

「自己愛性パーソナリティ障害、適応障害」では

　考察はそれでよろしいと思いますが、庵野秀明監督は自己愛性パーソナリティ障害の概念を知っていて人物造形していたかも知れません。

　とはいえ、**自己愛性パーソナリティ障害**の、弱く傷つきやすい自己を尊大な自己で覆い隠しているという構造をアスカはよく示しているのではないでしょうか。

　ただ 14 歳の娘はこんなものという見方もあるかも知れません。パーソナリティ障害は「その持続的様式は、臨床的に意味ある苦痛、または社会的、職業的、または他の重要な領域における機能の障害を引き起こしている」とされますが、アスカの場合、「臨床的に意味ある苦痛」、つまりパーソナリティの偏り

のせいで自分が苦痛を感じているかというとそうでもないでしょうし、少なくとも前半はエヴァ・パイロットとして十分機能しています。

　物語終盤では「精神崩壊」「廃人」といった描かれ方をしていますが、これは精神医学的には、うつ病でいいでしょうか。ベッドに横たわって全く動かない様子は重度のうつ病性昏迷状態ということになるでしょうか。実は世間で「精神崩壊寸前」なんていうときは、葛藤を処理しきれなくなったり、疲弊状態にあったりであって、大仰な話ではないですよね。精神は崩壊したりはしないのです。

　使徒による精神攻撃の結果何が生じているのかは精神医学的に判断するのは難しいですが、それを除けば、アスカのうつ状態は適応障害の範疇ではないでしょうか。旧映画版のほうで華々しく復活していますから。そうしたひどい抑うつにまで陥っているという点では、アスカの自己愛傾向はパーソナリティ障害レベルにあるといっていいと思います。

（小林聡幸）

愛は地球を救う、自己愛はわたしを救う

　さてさて、以上は TV 版と旧映画版の惣流・アスカ・ラングレーの考察である。新劇場版では設定が変わっていて、名前も式波・アスカ・ラングレーである。トラウマティックな母子関係は描かれず、他者との関係にもより柔軟性があり、なにより『新劇場版：Q』と『シン・エヴァ』では外見が変わらぬまま 28 歳になっているので、オトナである。

　自己愛はナルシシズムの翻訳であるが、これはギリシャ神話の、水面に映った自身の姿に恋して死ぬナルキッソスに由来し、自己陶酔や自己中心性と関連してあまりいい印象は持たれない。しかし健康な自己愛は人間に必要なものである。自己愛性パーソナリティの研究者コフートは幼児のナルシシズム的自己が変容するなかで、たとえば他者への共感性を育み、やがて健康なナルシシズムを生み出すと論じている。健康な自己愛とは、近年の自己価値観とか自己効力感といった概念に換言してみてもいいだろう。新劇場版のアスカは早期から他者に共感を示すことが描かれていて、病的な自己愛には陥っていない印象である。まあ、『シン・エヴァ』まで通して観ると、『エヴァ』という物語自体がナルシシズムからの成長を描いているように思われるのだが。

（小林聡幸）

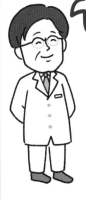

サイコキラーって何？
サイコパスって何？

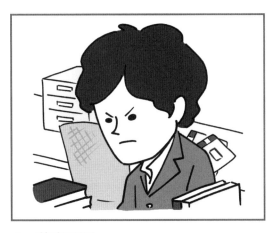

⤴ 蓮実聖司

出典 貴志祐介：悪の教典，文藝春秋，2010 年
　　 三池崇史監督：悪の教典（映画），2012 年

人物紹介

　蓮実聖司（愛称ハスミン）は高校英語教師である。有能で、生徒からは絶大な人望があり、完璧で理想的な教師であった。しかし実際は自分に都合の悪い人物を次々と殺していくサイコキラーであった。ハスミンは幼少期から凶悪な事件を引き起こしていたが、14 歳の時に両親を強盗の仕業に見せかけて殺害し、母方の祖父へ引き取られる。京都大学法学部へ入学するがすぐに中退しアメリカのハーバード大学へ留学する。その後は大手投資銀行でトレーダーとして仕事をするが、正体がばれ、アメリカを追放される。日本に戻って高校教師になったが、邪魔者の同僚教師や生徒を陥れて追放したり、自殺と見せかけて殺害する。さらに自身の犯行が露呈する危機に陥ったハスミンは、担任クラスの生徒全員の殺害を企てる。

考 察

　反社会性パーソナリティ障害は、他者の権利を無視・侵害する反社会行動パターンが特徴的である。衝動的・向こう見ずで思慮に欠け暴力などの攻撃的行動に走る、他者の感情に冷淡で共感を示さず、信頼、正直さに欠ける。自己の逸脱行動に責任を負おうとせず、罪悪感が乏しくその行動に後悔しない、自己中心的で自分の利益を追求し、公共のルールを軽視するといった特徴を示す。対人関係では、他者の感情や利益に関心を持とうとせず、他者に対して脅してでも支配しようとする操作性や、冷酷さ、敵意、そして不正直で無責任なふるまいをみせる。

　ハスミンの場合、自分の目的、利益を追求し完璧に成し遂げる様子がうかがえる。他者に対する脅しも強く（結局は殺してしまうが）、冷淡である。目的のためには手段を選ばない様子が反社会性パーソナリティ障害と受け取ることができる。なかなか衝撃的な映画です。

「反社会性パーソナリティ障害」と考えます

教員のコメント
いわゆる「サイコパス」ということになるでしょう

　小説の紹介にも、映画の紹介にも「反社会性人格障害」と書いてあります。作者が反社会性パーソナリティ障害と設定して書いた登場人物を反社会性パーソナリティ障害と診断するというのはレポートとしていかがなものでしょう。

　ただし、DSM-5 の反社会性パーソナリティ障害はハスミンのような知能が非常に高く、自己の犯罪行為を隠蔽して社会で一定の地位を得ているといったタイプではなく、反社会的行為によって常に地域社会を悩ませているといったタイプを想定しているのではないかと思います。

さて、それより気になるのはサイコキラーという言葉ですが、これ、精神医学的にはどうなるのでしょう。英語で psycho killer を検索すると、トーキング・ヘッズの曲しか出てきません。「サイコキラー」って日本でのみ流通している俗語と思われます。だから「精神障害を持つ殺人者」などと雑な定義を書いているサイトもあったりして、精神科臨床に携わっている者としては、偏見を助長するような言葉は使わないでほしいと思いますが、サイコパスの殺人者、快楽殺人や猟奇殺人の犯人というあたりを示したいようです。

　今度はサイコパスという言葉が出てきましたね。これはドイツ語圏の精神病質 Psychopathie を起源に、北米で発達してきた概念で、サイコパシーの特徴を持つ人をサイコパスといいます。オリジナルはクレックリーの『正気の仮面』(1941 年) という本です。妄想などの精神病症状はなく、浅薄ではあっても一見すると好人物で知能も高い。しかし不誠実で無計画、馬鹿げた行為や自殺未遂を繰り返し、失敗から学習しない。自己中心的で親密な関係をつくれない。地域で問題を起こすと刑事責任を免れて医療機関に送られるが、病院では病気でないと言われて退院させられる。といったものです。それが犯罪心理学の分野で発展し、一般の人たちの好奇心を掻き立てながら、今日、人口に膾炙してきたサイコパスの概念となっていきます。そしてそれはまさにハスミンのような人物のことなのです。反社会性や犯罪傾向があるだけではサイコパスではなく、巧妙に仮面をかぶって生きている、つまり正常性と重い病理という矛盾した構成要素が併存しているところが特徴となっています。

　さらには「成功したサイコパス」などといった言葉まで登場しています。ハスミンがアメリカでトレーダーとして成功し続けたとすれば、これに当たるでしょう。また、教師として他人を食い物にしつつも決定的な犯罪には手を染めなければ、愛想を振りまきつつ、影では他人を陥れようとしている狡賢い人物、すなわち「成功したサイコパス」に留まるでしょう。しかし、われわれは多かれ少なかれ、周囲にいい顔をしながら、自己の利益のためにセコいことをしているではないですか。それをサイコパスなどということは、社会における〈サイコパス狩り〉になりかねないと中谷は警鐘を鳴らしています。

『悪の教典』は上記のような歴史から生み出されたサイコパスの概念を上手に使ったエンタテインメントということになるのでしょう。われわれがサイコパスに関心を抱くのは、きっと、誰もがみんなちょっとずつサイコパスだからです。

（小林聡幸）

参考文献
- 中谷陽二：危険な人間の系譜 ── 選別と排除の思想．弘文堂，東京，2020

 反転する反社会性

　学生レポートでは、反社会性パーソナリティ障害の診断はとても多かった。ヒーローもののヴィランとか、犯罪サスペンスの犯人役とかはだいたいそんなふうに描かれている。本書では取り上げられなかったものに、死柄木弔『僕のヒーローアカデミア』、うちはサスケ『NARUTO』、槙島聖護『PSYCHO-PASS』、チョ・イソ『梨泰院クラス』、浦野善治『スマホを落としただけなのに』、堀川くん『サザエさん』がある。え、堀川くん？　ワカメちゃんの同級生として出てくる堀川くん、しばしば奇抜な行動をとるので、ネットでは「サイコパス堀川」と呼ばれているらしい。当然、小学生でこの診断はつけられないし、反社会的というより、社会のルールがわかっていない感じ。

　ヴィランたちがなぜ反社会的となったかが描かれている作品も少なくなく、そこに幼時の被虐待体験は定番だが、虐待を受けると犯罪者になるといったステレオタイプで理解されてしまうと困りものだ。幼時のつらい体験から社会の不正を正そうするなら正義の味方だが、しかしそのために手段を選ばないと反社会的とみなされる。社会からみたらヒーローは私刑を行う反社会的人物であるというのは、前述のように『バットマン』などではよく出てくるモティーフだ。正義性パーソナリティ障害などという診断をつけてあげたい。また革命家は反社会的にならざるをえない。レーニンなんか、ロシア革命に失敗したら、反社会性パーソナリティ障害扱いだったかもしれない。他方、スターリンなら国家元首に就いてしまえば、反社会的行為はまんまと社会的行為である。そんな理不尽を言いあらわす明治時代の言葉が「勝てば官軍」である。

（小林聡幸）

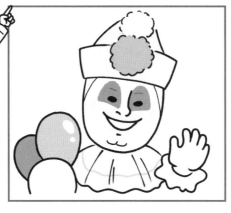

操作的診断カテゴリーより精神分析的解釈

↪ ジョン・
ゲイシー

出典 アメリカの連続
殺人犯, 1942～
1994年

人物紹介

アメリカの有名なシリアル・キラーである。1972～1978
年の間に少年を含む33名を殺害し、社会を震撼させた。
ふだん、パーティーでピエロに扮していたため、「殺人ピエ
ロ」の異名を持ち、映画『IT』に登場するペニーワイズのモ
デルとされる。

ゲイシーの父親はしつけや礼儀作法に厳しく、息子に虐待を加えた。パ
ニック様発作を頻繁に起こしたが、それで罵倒されるので我慢すると失
神してしまい、結局父親に激しく罵られた。

ゲイシーは殺人の前にも性的虐待や暴行容疑で逮捕歴がある。殺人の手
口は、自らが主催するパーティーで知り合った少年に性的暴行を加えた
うえで殺害するものだった。精神鑑定では、自らが多重人格者であると
主張し、無罪を訴えたが、陪審は「詐病」であるとして有罪評決を下した。
犯罪者に興味を持って獄中のゲイシーと文通を始めた18歳の少年がい
たが、ゲイシーは彼を刑務所に招待し面会した際に、監視カメラの死角
で殺害を企て、未遂に終わった。これが決定打となり、再審請求は取り
下げられ、1994年に死刑が執行された。

考 察

　反社会性パーソナリティ障害はサイコパスとも呼ばれ、猟奇殺人や快楽殺人犯のことをいう。特徴として反社会的行動・誇大性・衝動性・対人操作・虚言癖などがみられる。ジョン・ゲイシーは自らの行動に自信を持ち、殺人という反社会的行動を全く悪びれることもなく行っている点から反社会性パーソナリティ障害が考えられる。ほかにも自らの殺害を認めない点や、衝動的に殺人を行っている点も合致する。

「反社会性パーソナリティ障害」と考えます

教員のコメント
「パラフィリア障害」あたりが妥当でしょうね

　難しいものを持ち出してきましたね。精神医学の診断カテゴリーはありふれた症例を診断するようにできているので、こういう唯一無二といえるような事例を診断するには不向きともいえます。有名なシリアル・キラーは何人かいるわけですが、同じじゃないですよね。

　ではゲイシーは反社会性パーソナリティ障害でしょうか。私も Wikipedia の記載からしか判断することはできませんが、彼は社会的にかなり成功していますよね。社会的に振る舞うことができるのです。そして非常にまじめに働いてかなり社会的に成功しています。そういう点で反社会性パーソナリティ障害とは一線を画すのではないかと思います。犯罪行為をしたらすべて反社会性パーソナリティ障害というわけではありません。

　社会的な成功を得ながらも、同性愛（それもとりわけ少年との）を抑えることができません。あるとき、行きずりの青年とベッドをともにした翌朝、その青年が朝食の用意のためにナイフを持っているのを見て、恐怖のあまり格闘の末、刺し殺してしまいます。なぜそれほど恐怖に陥ったのかは、父と

の関係をみないとならないでしょう。

　ゲイシーは父からひどい虐待を受け続けており、それでもなお父を愛しているという両価的な感情を持っていたようです。その父はゲイシーをなじるときに「おまえはホモになる」と言い続けたため、同性愛者となることは恐ろしい罪であるという意識を植え付けられたのではないでしょうか。それなのに、あるいは、それゆえに、彼は同性愛者となってしまいます。上記の最初の殺人は、行きずり青年との情事のあと、父から罰せられる恐怖からパニックに陥ったと推測されます。

　どのような恐ろしい行為であろうと、いったん遂行すると2回目からは抵抗感が薄れるものです。それから彼は地域の名士として生活しながら、ひそかに少年に性的虐待を加えては殺すということを繰り返します。

　ゲイシーの場合、同性愛行為は、愛しかつ憎む父から罰せられるためにするのです。人間にとって、禁じられているものこそが手に入れたいものだからです。そして禁じられた行為を楽しみつつ、他方でそのような父から罰せられる行為をさせた少年を憎み、罰して殺すのです。というような精神分析的な視点を導入しないと解釈しがたいケースでしょうね。全体としては倒錯の範疇になるように思います。DSM-5では「他の特定されるパラフィリア障害」にでも入れるほかないでしょう。

　多重人格というのは免罪のための虚偽のようですが、虐待のサヴァイヴァーですから、犯行の際に解離などを起こしていてもおかしくはないです。精神科医がこういうケースに一般の臨床場面で出会うことはなく、あるとすれば司法精神鑑定の場面でしょうね。

（小林聡幸）

Chapter 5

心的外傷後ストレス障害・解離性同一症

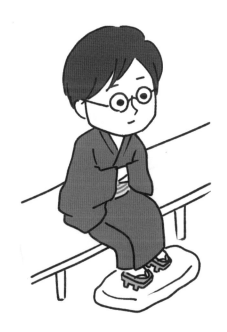

診断基準で「こころ」は理解できるか

▶ こころ

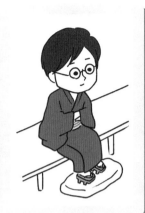

先生

▶ 夏目漱石
▶ 岩波書店，東京，1914 年

 先生、私はレポートの題材を先生にしようと思います。

 ええっ、俺かい！

 そうじゃなくて、夏目漱石の「先生」です。

 ああ、『こころ』のね……。

 そうです。「先生」は PTSD だと思うんです。

 ほう、PTSD って何の略だっけ？

 もう試問ですか。ええと、**post-traumatic stress disorder** です

 そうだね。でも「先生」って何かトラウマを負っていたっけ？

だって、Kの亡くなったところを目撃していますよ。「先生」とK
は下宿内で隣同士の部屋で、「先生」が襖をあけるとKがうつぶせ
に倒れて死んでいたんです。そしてKの遺書を発見して、読み終
わったあと振り返ると襖に血潮がほとばしっているのを見つけてい
ます。これってかなりのトラウマだと思いますけど。
DSM-5 の診断基準で「家族または友人が実際に死んだ出来事」で
「暴力的なものまたは偶発的なもの」というのに当てはまります。

> 待って待って、有名な小説だけれど、ストーリーを振り返っておこうか。
> この小説はちょっとした**入れ子構造**になってるよね。

ええ、前半の「上」は主人公の「私」が鎌倉で「先生」に出会ってさ
まざまな話をします。
「中」では末期の腎臓病を患う父がいる実家に「私」が帰ったところ
で「先生」から分厚い遺書が郵送されてきます。そして「下」はその
「先生」の遺書です。

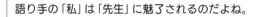

> 語り手の「私」は「先生」に魅了されるのだよね。

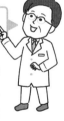

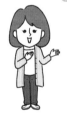

「先生」は謎めいた人で、世の中へ出る資格がないといって学問が
ありながら仕事にも就かず、東京で奥さんと二人でひっそりと暮ら
しているんです。雑司ヶ谷の墓地に友人の墓参りに出かけるほかは
外出もしません。その友人というのがKなんですけど。
「私」が墓参の供を申し出ると、他人に話せない事情があって妻さ
え連れてきたことがないと拒絶します。自分は寂しい人間だ、死と
いう事実をまじめに考えたことがあるか、恋は罪悪だ、自分が信用
できないから他人も信用しない、といった「先生」の断片的な言葉
の背景は謎のまま「私」は「先生」に惹かれるんです。

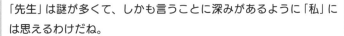

「先生」は謎が多くて、しかも言うことに深みがあるように「私」には思えるわけだね。
俺なんか謎もないし、深みもないからなあ 🤭

そっちの先生のことは置いといてください。
大学を卒業して「私」は実家へと帰るんですけど、そのまま病気の父親が危篤状態になり、東京に戻ることができなくなってしまいます。「先生」から一度会いたいという電報が届いても家から出られないでいるうちに、分厚い封筒が届きます。開くと「この手紙が着くころにはもうこの世にいない」という文句が目に飛び込み、びっくりした「私」は東京行きの汽車に飛び乗るんです。汽車の中で読む手紙、つまり先生からの遺書がそのまま「下」に記されていますから、ここから語り手は「先生」になります。

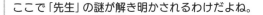

ここで「先生」の謎が解き明かされるわけだよね。

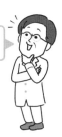

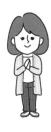

はい。先生は20歳ごろに両親を相次いで亡くしたのち叔父に裏切られ人間不信に陥ります。故郷を捨てて上京し、「奥さん」と「お嬢さん」の住む下宿から大学に通うようになり、同郷の友人Kを呼び寄せて同じ下宿に住まわせます。かねてから「先生」はお嬢さんに想いを寄せるようになっていたんですけど、ある日、Kからお嬢さんに対する恋心を打ち明けられ、焦った先生はKを出し抜こうと考えます。仮病を使って奥さんと二人になった先生はお嬢さんとの結婚を申し込んで承知させます。

この辺、若いころの話とはいえ、ひっそり暮らしている「先生」にしては行動力があるし、思慮深そうな「先生」にしては性急だよね。

それだけお嬢さんが好きだったんじゃないですか。

でも、そのせいでKは自殺してしまうわけだ。

「先生」からKに何か話をする前に奥さんが結婚のことをKに話し、Kは遺書に恨み言ひとつ残さずに自殺してしまいます。Kのお嬢さんへの恋心は先生しか知らないし、先生はお嬢さんと結婚して、親友を裏切った罪の意識に苛まれながら死んだつもりで生きていこうと決心します。その後「私」と出会い、「私」が実家に戻ってから明治天皇の崩御があり、乃木大将が殉死を遂げ、先生も自らの死を決心するわけです。

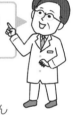

先生がトラウマティックな体験をしたのはいいとして、PTSDの症状はあるのかな？

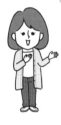

Kの死後のことはこう書かれています。
「私が今おる家へ引っ越したのはそれから間もなくでした。奥さんもお嬢さんも前の所にいるのを厭がりますし、私もその夜の記憶を毎晩くり返すのが苦痛だったので、相談の上移る事に決めたのです」。
これは「心的外傷的出来事に関連している、反復的で苦痛な夢」だと思います。それから外傷を呼び起こすものを回避しています。

ちょっと待って。「私もその夜の記憶を毎晩くり返すのが苦痛」っていうけど、夢とは書いてないよ。

じゃあ、フラッシュバックかも知れません。「私は妻と顔を合わせているうちに、卒然Kにおびやかされるのです。つまり妻が中間に立って、Kと私をどこまでも結び付けて離さないようにするのです。妻のどこにも不足を感じない私は、ただこの一点において彼女を遠ざけたがりました」という先生の言葉から、Kに関する外傷的

出来事を思い出させる妻を遠ざける行動が認められ、これも**回避症状**といえます。

なるほど、大好きで結婚した奥さんなのに、遠ざけたくなってしまうのは辛いなあ。

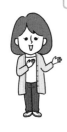

「先生」は、「私は私自身さえ信用していないのです。つまり自分で自分が信用できないから、人も信用できないようになっているのです。自分を呪うより外に仕方がないのです」「私はどっちにしても自分が不愉快で堪らなかったのです」「どうしても私は世間に向かって働き掛ける資格のない男だから仕方がありません」と書いています。これは「心的外傷的出来事に関連した認知と気分の陰性の変化」というのに当てはまります。

また「同時に私はKの死因を繰り返し繰り返し考えたのです」「Kは正しく失恋のために死んだものとすぐ決めてしまったのです」という言葉は、Kの自殺は自分のせいであると思い込んでいると思われますから、「自分自身や他者への非難につながる、心的外傷的出来事の原因や結果についての持続的でゆがんだ認識」に当てはまります。

さらに「一年経ってもKを忘れる事のできなかった私の心は常に不安でした」という発言は「持続的な陰性の感情状態」に、「どこからも切り離されて世の中にたった一人住んでいるような気のした事もよくありました」という発言は「他者から孤立している、または疎遠になっている感覚」、「陽性の情動を体験することが持続的にできないこと」を表しています。

すごいね、みんな当てはまるね。

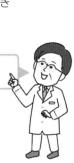

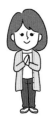

「先生」はKの亡くなったあとお酒におぼれていた時期があって、「酒に魂を浸して、己を忘れようと試みた」と振り返っています。これは「無謀なまたは自己破壊的な行動」ともとれます。また、前述の「私は私自身でさえ信用していないのです。つまり自分で自分が信用できないから、人も信用できないようになっているのです」という発言は「過度の警戒心」の表れともいえます。

さらに「過剰な驚愕反応」という診断基準については「死んだつもりで生きて行こうと決心した私の心は、時々外界の刺激で躍り上がりました」という発言がそれを満たしています。「一年経ってもKを忘れる事のできなかった私の心は常に不安でした」という言葉から、障害は1カ月以上続いたものと考えます。仕事に就いていないことは「自分にも愛想を尽かして動けなくなったのです」と、やはりKの死をきっかけに発症したPTSDのために仕事に就けなくなったのです。一時おぼれたお酒も「酒は止めたけれども、何もする気にはなりません」とアルコールの障害ではないし、奥さんは「先生」について「丈夫ですとも。何にも持病はありません」と言っているので、他の医学的疾患もないと思います。PTSDの診断基準を満たします。

何で自殺しちゃったんだろうね。

本文中では明言されていないですけど、自殺したことを匂わせていますね。PTSD患者には希死念慮が頻繁に認められるというのでそのせいでしょう。

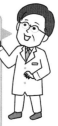

先生の「遺書」から見事に診断したね。PTSDのDSM-5における診断基準をもとに考察する演習としてはほぼ合格点だな。
ところで「先生」は自分でさえ信用してないっていっているのに、きみは「先生」が書いたことをすべて真に受けているわけだが、**自分すら信用していない「先生」の書いたものを信用していいのですか。**

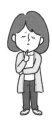

え、それは屁理屈です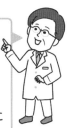

まあ、屁理屈ではあるけど、**臨床の現場では患者の言うことをすべて真に受けてはいけない**と思うよ。患者が嘘をついているということもときにはあるけど、患者の視点からはこうだけど、家族の視点は違うっていうことはよくあるよね。
きみの見事な考察は、最初に PTSD の診断基準があって、そこに当てはまる記載を「遺書」から探すというようになっていませんか。たとえば「過度の警戒心」は「過剰な驚愕反応」とおおむね平行するけど、トラウマ的な出来事がいつ起こるのではないかと無意識に構えているような状態を指しています。自分も他人も信用できない警戒心というのではトラウマとは筋が違うのじゃないかな。

ああ、ここは必ずしもトラウマと関連しているわけでないですね。

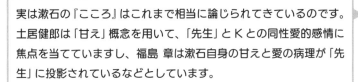実は漱石の『こころ』はこれまで相当に論じられてきているのです。土居健郎は「甘え」概念を用いて、「先生」とKとの同性愛的感情に焦点を当てていますし、福島 章は漱石自身の甘えと愛の病理が「先生」に投影されているなどとしています。

Kを下宿に呼び寄せるのはちょっと強引ですね。

お嬢さんとKとの三角関係の前に「先生」には重要なエピソードがあるよね。地方の財産家のひとり息子である「先生」は 20 歳前に両親をほぼ同時に失います。その悲しみを振り切るように東京で「熱心に勉強し、愉快に遊び」ます。両親の住んでいた家には叔父一家が住み、財産管理を叔父に任せていたところ叔父の裏切りが発覚するわけです。

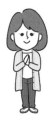

「先生」の人間不信の芽はその辺からはじまっているんですね。

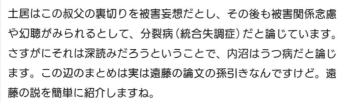

土居はこの叔父の裏切りを被害妄想だとし、その後も被害関係念慮や幻聴がみられるとして、分裂病（統合失調症）だと論じています。さすがにそれは深読みだろうということで、内沼はうつ病だと論じます。この辺のまとめは実は遠藤の論文の孫引きなんですけど。遠藤の説を簡単に紹介しますね。

まず遠藤は、両親を失い、叔父に裏切られた「先生」は、深刻な喪失体験をし、猜疑心や過敏さ、対象に対する両価的な思い込みと関係づけなど、分裂病（統合失調症）心性があるとしています。下宿屋で奥さんと打ち解けた「先生」は、しかしお嬢さんにこころを寄せるや、奥さんがそれを妨害するのではないかと猜疑的になります。「先生」においてはやすらぎの場が同時に外傷的な場になってしまうのです。

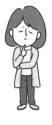

何だか「先生」って困った人ですね🥲

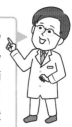

きみはKの自殺を**外傷体験**と考えているけれど、その前に別の外傷体験があって「先生」はちょっと難儀な人になってしまったんだろうね。DSM-5の外傷の定義には不十分なのだけれども、両親を腸チフスで失ったこと、信頼していた叔父に裏切られたことがすでに「先生」にとって外傷だったといえるわけ。そこでこの状況を何とかするために「先生」はKを同じ下宿に住まわせます。奥さんとお嬢さんとの関係で不安定になった自分の一部をKに投影し、自分はKの援助者として安定しようとしたと考察されます。いろんな意味でKは「先生」の分身なわけです。そんな分身のKがお嬢さんに恋心を抱くなど「先生」にとっては想定外だったわけだね。「先生」はKに嫉妬するわけだけど、その裏には自分の期待を裏切ったKへの恨みがあると解釈します。「先生」がKを出し抜いてお嬢さんとの結婚の同意を取り付けたのは、知らず知らずのうちに報復の意味があったのです。つまり**Kは自殺し**

たというより、「先生」に殺されたのです。

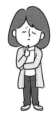

ええっ、「こころ」殺人事件になっちゃうじゃないですか❗

うーん、実際に手を下すわけじゃないけれど、そのくらい強い感情ということですね。そうするとKの自殺後の「先生」の罪悪感の強さがよくわかるでしょう。それは凄惨な死の現場をみたトラウマではないんです。むしろ**自分が人を（あるいは自分自身の分身を）殺めたというトラウマ**なのです。このあと遠藤論文では「先生」とお嬢さん、つまり奥さんとの関係、それから「私」との関係について考察が進みますが、このくらいにしておきましょう。

それも興味あります✨

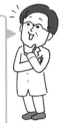

じゃあ、論文をあげるからあとで読んでみてね。この論文は対象関係ということを問題にしています。これは養育者など重要な他者との関係の持ち方がどのように可能で、それが他の他者との関係にどう影響していくかといったことを問題にしています。
当然、そんなことはDSM-5の診断基準には入ってきません。でもこんなふうに「先生」の心理を追った方が得心がいきませんか。

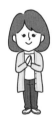

そうですね。

きみは「先生」の自殺をPTSDからうまく説明できずに困ったのではないですか。明治天皇とか乃木大将とか著名人の死が引き金になって自殺企図することはうつ病ではしばしばあります。「先生」がPTSDだったとして、この時点ではうつ病に進展したというのがひとつの解釈でしょうね。また明治天皇と乃木大将の死というのは明治という時代の終焉を象徴します。「明治の精神に殉死する」という方向から考察することもありえますね。

実際の臨床では一方で診断基準に照合しつつも、他方でその患者がどんな人生を歩み、他人との関係をどう持ち、何に価値をおいてきたのかといった心理を読むことが重要です。そして『こころ』にはそうした心の機微が描かれているので、名作として読み継がれてきたのでしょう。

参考文献

夏目漱石：こゝろ．岩波書店，東京，1914

遠藤裕乃：漱石の『こころ』にみる対象関係の諸相．病跡誌 1997；53：76-84

 ## 漱石の神経衰弱

　天才や傑出した人物の創造性と精神病理の関係を論ずる学問を病跡学（パトグラフィー）というが、夏目漱石ほど病跡学でよく取り上げられている人はいない。明治を代表する文豪であるし、実際、落ち込んだり被害妄想を持ったり、恋愛妄想があったりとエピソードにも事欠かない。診断も、躁うつ病、神経症、敏感関係妄想、抑うつ–偏執症候群、境界例、対人恐怖性パラノイアなどめぼしい診断名はあらかた付けられている[1]。しかし漱石自身は頻繁に神経衰弱と述べ、作品の登場人物もよく神経衰弱を口にする。神経衰弱はいまでは使われない病名だが、もともとはイギリスの神経科医ベアードが、産業革命後の社会の激変のなかでエリートたちが精神不調と身体的愁訴をきたすようになったのを、中枢神経の疲労だとして 1869 年に命名したのが最初である。日本にも輸入されて、20 世紀初頭には神経衰弱という病名は大流行する。北中[2]によれば、当初はエリートの過労ととらえられていたものが大衆化して、不定愁訴など何でもかんでも神経衰弱といわれるようになり、やがて「弱い者がなる病気だ」といったネガティブなレッテルに変わっていく。これは近年のマスコミにおける「うつ」の流行と軌を一にする。

　漱石は自称神経衰弱だから自己診断が正しいかどうかはわからない。『吾輩は猫である』など初期の作品は、世俗を離れゆったりした気持ちで人生を眺める「低回趣味」（漱石の造語）であり、神経衰弱に苦しんだ漱石の自己治療的な作品であったかもしれない。他方、胃潰瘍で死にかかった後の晩年（といっても漱石が亡くなるのは 49 歳）の作品群は『こころ』をはじめ重いテーマを扱っている。

1）田中伸一郎：漱石に転機をもたらした猫―神経衰弱と追跡狂とのつき合い方について．精神経誌 2020；122；34-40

2）北中淳子：うつの医療人類学．日本評論社，東京，2014

（小林聡幸）

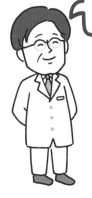

PTSD じゃ戦えない

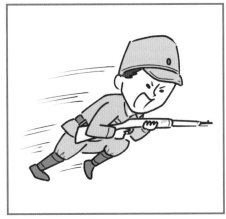

🔊 **杉元佐一**

出典 野田サトル：
ゴールデンカ
ムイ，集英社，
2015 〜
2022 年

人物紹介　明治末期の北海道・樺太を舞台にした金塊を狙ったサバイバル漫画の主人公である。幼馴染みの病気治療費を得るため北海道で砂金を採っていたところ、アイヌが秘蔵していた金塊のことを知り、アイヌの少女・アシㇼパとともに金塊を追う。

元大日本帝国陸軍一等卒、元第一師団特別支援隊隊員（白襷隊）という前歴を持ち、日露戦争などで戦功を挙げている強靭な元軍人。軍帽にマフラー、顔を縦横断する裂傷痕が特徴の 20 代前半の青年である。医者が見放す重篤な負傷を受けても、翌日には治癒して戦場を駆ける驚異的な回復力から「不死身の杉元」の異名で一目置かれていた。

普段は気さくで茶目っ気もあり礼儀正しい。敵でない相手には穏やかで優しく情にも厚い。しかしその一方で敵対者には躊躇なく殺戮を行う残忍さを併せ持つ。この残忍さには、「殺されるくらいなら殺してやる」といった一種の執念があり、生命の危機に脅かされたときは自らを鼓舞して殺戮を行う。

考　察

　杉元佐一は自分の生命の危機があるときなどは躊躇なく殺戮を行う。しかしその殺戮について軽く考えてはいない、つまりは戦争などで殺戮を繰り返し行ってきたが、その奪った命ひとつひとつを心に留めている。しばしば殺戮を行うときや就寝する前など戦争での記憶がフラッシュバックして、殺戮した光景などが現れてしまう。ときには狩りで鹿を捕らえる際に死にかけて苦しむ鹿をみて、戦争を思い出し銃を握れなくなってしまう。

　心的外傷後ストレス障害は強烈なショック体験、強い精神的ストレスが、こころのダメージとなって、時間が経ってからも、その経験に対して強い恐怖を感じるものである。原因として、震災などの自然災害・火事・事故・暴力や犯罪被害などがあるが、作品の舞台となった時代では PTSD の原因として戦争は大きなウエイトを占めていたものと考えられる。突然、怖い体験を思い出したり、不安や緊張が続いて眠れないといった症状は作中何度も出てきており、杉元の場合それが何カ月も続いていると考えられるので PTSD の症状と合致する。

　何気ない日常のひとコマ（鹿を狩猟する際）などに突然辛い記憶が本人の意志とは無関係に蘇ってきて苦しめられる。また杉元が殺戮を躊躇なく行えるのは、杉元自身「殺されるくらいなら殺してやる」という信念があるからと述べているが、私は PTSD の症状の感覚麻痺から本来人間が持っている理性という制御が利かなくなってしまったからなのではないかとも考えた。

「心的外傷後ストレス障害」と考えます

教員のコメント
精神疾患には当たらないんじゃないでしょうか

前頭葉損傷、性欲過多、性倒錯など精神医学的に何か言及したくなる個性的で強烈な登場人物がたくさん登場するのには目もくれず、もっとも健全そうな杉元佐一を取り上げるとは。殺戮、殺戮というけれど杉元は必要もなくむやみに残忍に人殺しをするようには描かれていないと思います。「やらなきゃやられる」です。

　ここにみられるのが PTSD のフラッシュバックであるという診立てはいいと思いますが、DSM-5 の PTSD の診断基準では、それによって社会的機能が障害されているということが必要とされています。フラッシュバックがあっても、「生命の危機に脅かされたときは自らを鼓舞して殺戮を行う」というか「生命の危機に対して、殺人も厭わない」という、この作品の状況設定においては合目的的な行動がとれているので、機能の障害を引き起こしていないといえます。躊躇なく人を殺せることがよいことかどうかは倫理的な問題ですが、躊躇なく人を殺すことが適応的であるという状況が、残念ながらこの作品の明治末期ばかりではなく 21 世紀になったって人の世にはあるわけです。「感覚麻痺から本来人間が持っている理性という制御が利かなくな」ったと捉えるのは平時の思考ではないでしょうか。それに PTSD の感覚麻痺というのは思い出したくない体験にまつわる感覚が麻痺するなどといった現象ですが、理性の麻痺ではないですよ。

　もし杉元が本当に PTSD といえるとした場合、生命の危機に脅かされたときに戦争の記憶がフラッシュバックし、むしろ身が竦んで戦えなくなる（よって殺されてしまう）というのが典型的だと思います。日露戦争の記憶は夢だったり、ぼんやりしたときの回想だったりして、殺生の場面に侵入してくるようには描かれていませんよね。そうした場面は鹿のエピソードくらいですが、これは重症を負いながらも懸命に生きようとする鹿の姿に戦争中の自分の姿を重ねてしまったのであって、同情とか共感です。

（小林聡幸）

パニックか PTSD か

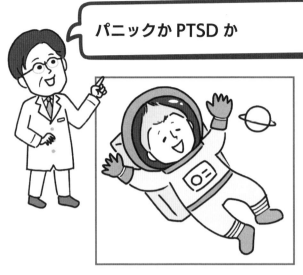

↪ 南波日々人

出典　小山宙哉：宇宙兄弟，
講談社，2008 年〜

人物紹介

本作は南波六太・日々人兄弟が宇宙飛行士を目指す物語である。弟の日々人はおおざっぱでどこか抜けているが、努力家で情愛深い性格である。幼少期から宇宙飛行士になるべく努力してきた。大学卒業後、JAXA 宇宙飛行士選抜試験で合格し宇宙飛行士となった。2026 年に日本人で初めて月に降り立った。月面での船外活動（EVA）中にクレーターに落下し、酸素切れで死に瀕するも奇跡的に生還した。しかしその後、船外服を着ると心拍数の増加、過呼吸、体温上昇、吐き気がみられるようになったため、EVA は禁止され、地球へと帰還した。

帰還後、与圧服を着用して無重力環境訓練を行った際にも同様の症状がみられた。突然、視界が暗くなり、与圧服の中に水が入ってくるという夢を見ることがあった。2027 年、症状の克服のためにロシアへ渡った。ロシアでは潜水服やレプリカの宇宙服などを着ることで徐々に宇宙服の閉塞感に慣れる訓練を行った。ヒューストンに呼び戻されてからも症状を克服するための訓練は続け、与圧服を着ても発作が起きない状態まで回復することができた。

考　察

　月面のクレーターに落下し、酸素切れで死に瀕するという甚だしく外傷的
な出来事に遭遇しており、外傷体験後から出来事の再体験、外傷体験に対す
る否定的な思考や感情などの精神症状が1カ月以上持続している。宇宙服
や与圧服を着ることで心拍数の増加、過呼吸、体温上昇、吐き気がみられる
ことから、フラッシュバック症状がある。予期せぬパニック発作が反復して
生じているとも考えられる。

　夢の中でもフラッシュバックを体験しており、また発作が起こるのではな
いかという予期不安を体験している。NBL訓練中に与圧服内の二酸化炭素
濃度が上昇したという極秘障害指令が出た際にも同様に発作が起きるのでは
ないかという予期不安を体験している。身体疾患は特にない。

　以上の理由からパニック障害とPTSDの併発だと診断できる。

「パニック障害、PTSD」と考えます

教員のコメント
「パニック障害」だけで十分ですよ

　作中ではパニック障害とされていますが、医学的に妥当な描写になっている
でしょうか。ある特定の状況で、心拍数の増加、過呼吸、体温上昇、吐き気が
認められ、その状況から外れたり、少し休むと治まるというのはパニック障害
に合致しそうですね。そのときの感情状態として、恐怖とか強い不安を体験し
ていれば、よりそれらしいです。そして予期不安もあり、それによって社会的
な活動に障害をきたしている。身体疾患を除外するのも忘れておらず、いいん
じゃないでしょうか。

　この特定の状況は船外活動の場面ですが、これは広場恐怖症といっていいの
ではないかと思います。広場恐怖 agoraphobia の原語のアゴラはもともと「人

の集まる場所」といった意味ですが、アゴラフォビアは必ずしも広い場所だけを恐れるわけではなく、高所だったり閉所だったり、さまざまな場所を恐れる病態を含みます。よって「場所恐怖」といったほうがわかりやすいかもしれません。ここでは閉所かつ外部が真空という場所ですね。

　さて、では PTSD のほうはどうでしょうか。あわや死にかかる体験をしていますから、これが心的外傷となってもおかしくありません。

　フラッシュバックがあるのですか？　「宇宙服や与圧服を着ることで心拍数の増加、過呼吸、体温上昇、吐き気がみられる」のはフラッシュバックではなく、どちらかといえば「場所恐怖」のほうですね。このとき、遭難の場面がありありと、それこそ目に見えるように思い出されてくれば、フラッシュバックです。また特に任務に就こうとしないときでも不意にその画像が頭に浮かんでくることがあります。

　「夢の中の」体験はフラッシュバックとは言わず、悪夢と記述すべきです。そうして、心的外傷である遭難を連想するようなところをすべて避けて、つまり NASA にも出勤しなくなり、ロシアに訓練にも行かないのが典型的な経過ではないでしょうか。

　ですから**パニック障害**のほうの診断でいいのではないかと思います。

　また「潜水服やレプリカの宇宙服などを着ることで徐々に宇宙服の閉塞感に慣れる訓練」というのは曝露反応妨害法に相当しますね。

（小林聡幸）

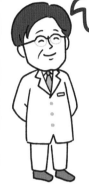

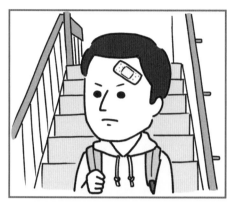

別人格の存在は明らかではない

⇨ クレイ・ジェンセン

出典 ドラマ『13の理由』, Netflix, 2017〜2020年 (season 1〜4)

人物紹介

元来対人関係がうまくいかない高校生である。17歳のとき、同じリバティー高校に通う友人で、密かに恋心を抱いていたハンナが自殺する。彼女の残したカセットテープを聴くことで、ハンナの悲しみや苦しみを追体験しながら、高校生活に潜む暴力・レイプ・薬物中毒・銃といった深刻な問題に向き合うこととなる。友人や親に対して突然怒りをぶちまけたり、抑うつ状態に陥ったり、孤独に苛まれたり、ハンナに関わった人物たちを過剰に責め、見下す発言をしたり、ハンナの自殺に自責の念を抱いたりする。やがてハンナの幻覚と会話するようになる。

その後ハンナの自殺に大きく関わったブライスが殺害される。高校の最終学年となったクレイは、ブライス殺しの犯人だと疑われ、パニック発作を頻発する。クレイは、高校に深夜に忍び込み壁に落書きをしたり、シャワー室に血の色の絵の具をまき散らしたり、知人をキャンプで不意に襲ったりするが、普段のクレイはこの真実を自覚していなかった。心理カウンセラーと何度も話し合う中で自分の行為だと認識し始める。

考　察

　自分の正義のために友人を感情的に巻き込む、ハンナの自殺の理由に関連する友人を激しく蔑むといったエピソードや、激しい突発的な怒り、抑うつ、孤独といった否定的な感情に支配されているエピソードは、典型的な境界性パーソナリティ障害の対人関係や感情の特徴（対人関係や感情の不安定さ、衝動的行動）を表していると考えられる。また強いストレス下で妄想や解離がみられることも境界性パーソナリティ障害の特徴であり、クレイのエピソードはこれを満たしている。

　最終学年に進級してからのエピソードでは、2つ以上の他とはっきり区別されたパーソナリティ状態が存在し、繰り返される解離性健忘がみられる。また社会的な機能障害ととれる行為もみられるため、解離性同一性障害が疑われる。高校生活で自殺や殺人といった死を身近に何度も経験したことや、殺人の隠蔽経験が大きなトラウマになっており、これらの不快な体験を意識から切り離すために解離が生じたと考える。

 ### 「境界性パーソナリティ障害、解離性同一性障害」と考えます

 ### 教員のコメント
「思春期危機」といったあたりになるかと

　あらすじを読むと、確かにクレイは境界性パーソナリティ障害かなと思えてきます。ただ、ハンナの自殺からクレイの行動がエスカレートしていくわけですから、もともとパーソナリティ障害であったのか、この出来事に反応して不安定になったのかの鑑別が必要となります。「元来対人関係がうまくいかない」というのが、ハンナ自殺後の対人関係のあり方と同じなのか、自殺後にもっとひどくなったのかといったことです。ドラマの描写外のことで

しょうけれども。

　解離性同一症／解離性同一性障害については明らかな別人格が発生していたのか、解離状態の中でふだん抑圧している行為をしていただけなのか不分明ですが、現実の症例はこんなもので、ジキルとハイドみたいな劇的なものではありません。

　もっとも、このドラマは他の登場人物もみんなパーソナリティ障害があって、乱れた生活を送り、ときに犯罪に手を染め、という感じのようで、それに巻き込まれてクレイも平常心を失っていったという解釈も可能で、シーズン４の最後にすべての事件の謎が解けて、クレイが大学進学に、という展開は、パーソナリティ障害というより一時的な精神的不安定というほうがしっくりくるようです。そのような状態をうまく示す DSM-5 の診断名はないのですが、従来は「**思春期危機**」などという言葉を使いました。

（小林聡幸）

☁ コーヒーブレーク　パーソナリティは変幻不変

　もうずいぶん前だが、入院をくりかえす 40 代の女性患者がいた。慢性的に抑うつがあるかと思えば、担当医との関係がちょっとでもうまくいかないと、突然怒り出したりする。怒ったせいで担当医に見捨てられると不安になれば自傷行為におよぶ。病棟でも何かと周囲を振り回し、退院すると「死にたい」と当直医に電話をかけてくる。まあ、厄介な患者であった。症状からすると境界性パーソナリティ障害にぴったり。ところがである。結婚もしており、成人した娘もおり、その娘との関係で問題を抱えているのではあったが、娘を育て上げるまで、精神科的には問題がなかったのだ。1 〜 2 年、そんな状態が続いたか。そのうち入院もしなくなり、たぶん病院にも来なくなった。担当医ではなかったから詳しいことは知らないが、娘と何らかの折り合いがついたのだと思う。

　20 代の男性、進学も就職も自分の理想に届かず、結婚も無理、生きていてもしょうがない、30 歳になったら自殺するといって、周囲を困らせていた。自己愛性パーソナリティ障害の診断で診ていたが、あるとき担当医がこれはうつ病ではないかと思い、抗うつ薬を投与したところ、絶望感と投げやりな態度はみるみる改善。理想にははるかに届かないものではあるが職もみつけて元気に生活するようになった。パーソナリティはその根幹は子どもの頃から変わらないと考えるわけで、それがどこかで大きく変化しているとすると、病状そのものがパーソナリティと映っていることがある。

（小林聡幸）

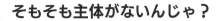

そもそも主体がないんじゃ？

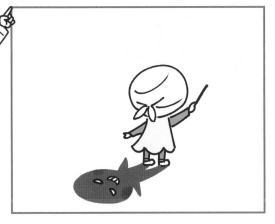

↳　ロールパンナ

出典　やなせたかし原作，『それいけ！アンパンマン』(アニメ)，1988 年〜

人物紹介

ロールパンナちゃんは、姉がほしいというメロンパンナちゃんの要望で、ジャムおじさんが作ったパン戦士である。ジャムおじさんは、まごころ草とメロンジュースを生地に混ぜ、「人に優しく、人に尽くすパンになる様に」と願いを込めた。しかし、ばいきんまんが生地にばいきん草のエキスを入れたために、善と悪の２つの心をもち、自分の意思にかかわらず不定期で２つの心が入れ替わるようになってしまった。

考 察

　ロールパンナちゃんは、善状態では赤いハートが光り、悪状態では青い
ハートが光る。悪状態に染まると体色がブラック化し瞳の色も青緑から赤に
変わり、口調も攻撃的に変わる。生まれた直後に「アンパンマンはお前の敵
だ」と、ばいきんまんによって刷り込まれたため、アンパンマンと出会うと
すぐに戦闘となることもしばしばである。悪状態の戦闘能力はどのパン戦士
もかなわない。 ただしメロンパンナちゃんの声やメロンジュースの攻撃に
よってのみ自我を取り戻す。

　善状態のロールパンナちゃんは、冷静沈着かつ寡黙であり花や動物を愛す
る優しい性格で、メロンパンナちゃんやクリームパンダにとっては良き姉で
ある。しかし本人は、悪の心の存在やアンパンマンとの関係に引け目がある
のか、妹達に懇願されてもパン工場へ帰ることを拒否し、くらやみ谷で独り
暮らししている。

　ロールパンナちゃんは、悪状態のときには善状態のときの記憶がなく、口
調も変わり、仲間を攻撃してしまうなど全く異なる人格が現れる。これは解
離性障害であり、解離性同一性障害といえる。ロールパンナちゃんが自分の
存在意義について悩むシーンなどがあり、自分の生まれに関するトラウマ
が、生きる意味への深い悩みにつながり、その心的ストレスから緊急に避難
するために解離を引き起こすという、現実世界で起こりうる現象を表現して
いるとも考えられる。

 「解離性同一性障害」と考えます

 教員のコメント
ちょっと診断のつけようがないですねえ

躁うつ病ならぬ、善悪病といいたいところですが、そんな病気はありません。2つの異なった人格が交代するので解離性同一症／解離性同一性障害だというのはまあいいのですが、じゃあなぜ人格が交代するのでしょうか。ありがちなのは主人格が抑圧していてできないことを交代人格がやってしまうといったもので、主人格の秘められた欲望を交代人格が実現するという構造はわかりやすいと思います。つまりいかに無関係のようにみえても、主人格と交代人格は切っても切れない関係にあるのです。

ところがロールパンナちゃんにはそういう構造がなく、生地の成分の問題ですから、まあ器質性の病態ですね。自分の生まれに関するトラウマ云々の解釈は、二重人格に生まれてしまったトラウマから二重人格になってしまったという自己撞着の考察になっていますよ。

むしろロールパンナちゃんにははなから主体がないかのようにみえます。私の印象に残っているのはやなせたかしの絵本なので、アニメではどのように描かれていたかわかりませんが、ちょっと気味の悪い感じがしました。

主体が成立せず、そこに人格のようなものが辛うじて構成されているというのは、解離性同一症というよりも、もっと病態が重く、いうなれば重度の統合失調症を思わせるものです。ばいきんまんの命令という幻聴、あるいはメロンパンナちゃんの声という幻聴に左右されて行動が変わってしまうというわけです。ときにそんな自分に困惑してしまうのは、いい人格と悪い人格が実は共犯関係にある解離性同一症とはちがうのです。

もっともワンパターンな行動しかしないアンパンマンの世界の登場人物に主体があるのかとか、そのたびに頭がすげ替えられるアンパンマンの脳はどこにあるのか、同一性はどうなっているのかとか、ツッコむと疑問は噴出ですが。

（小林聡幸）

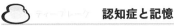

認知症と記憶

　冒頭に認知症でも1章を設けたかったと述べたが、学生レポートでは、認知症を扱った作品は1作だけで、2名の学生が同じものを取り上げてくれた。2018年のTVドラマ『大恋愛〜僕を忘れる君と〜』である。主人公の産婦人科の女性医師は婚約者である精神科医（！）を振って、引っ越しアルバイトの男性と恋に落ちるが、34歳にして若年性アルツハイマー病を発症する。この作品の場合、30歳台のアルツハイマーというのがツッコミどころである。推計では若年性の認知症は認知症全体の0.5％程度しかなく、30歳台発症となるときわめて稀。しかし、制作側としては記憶がなくなっても愛は不滅というラブストーリーを作りたいのだろう。

　2001年のドラマ『Pure Soul〜君が僕を忘れても〜』とそのリメイク映画『私の頭の中の消しゴム』などもよく似た設定だ。認知症でも先に障害されるのは短期記憶なので、新しい恋人のことはなかなか覚えられないかも知れないが、馴染みの人かどうかといった感情的な認知は保たれるので愛情も簡単には失われまい。似たような話でも『50回目のファーストキス』では短期記憶障害の原因は交通事故による脳損傷なので、このほうが医学的蓋然性は高い。認知症関連でもうひとつ学生がレポートで取り上げてくれた『博士の愛した数式』も同様の設定。今し方のことを覚えていられないというのはかなり困った状態なので、そんな状態の主人公を設定するというのはチャレンジングだ。クリストファー・ノーラン監督の『メメント』では短期記憶障害の主人公が妻を殺害した犯人に復讐する話を現在から過去に遡って描く。記憶の欠損を補うため、刺青で身体に書き込んだり、ポラロイド写真を撮ってそこにメモを入れたり。小林泰三の小説『殺人鬼にまつわる備忘録』では短期記憶障害の主人公が超能力を持った殺人鬼と戦うという無理筋のストーリー。こちらは日記を持って歩く。他方、都合の悪い場合に他人の記憶を消しちゃうと、映画ではご都合主義的なアイテムや魔法が登場する。かつては『メン・イン・ブラック』、最近では『ファンタスティック・ビースト』とか『スパイダーマン：ノー・ウェイ・ホーム』とか。

　では記憶を全部消してしまったらどうなるのだろうか。いわゆる記憶喪失、医学的にいうところの全生活史健忘の場合、そのメカニズムは解離なので、記憶はなくなってしまったわけではない。でも本当に記憶がなくなってしまったら、その人はその人でいられるのだろうか。フィリップ・K・ディック原作の映画『トータル・リコール』ではシュワルツェネッガー演ずる主人公は悪役の部下で、記憶を消されて別人として生活している。記憶が変わることでアイデンティティが変わってしまう。確かに「私であること」、それは記憶なのではないだろうか。私が私でいられるのは記憶があるからに違いない。しかし私というのは単なる記憶に過ぎないといわれると、それは受け入れがたい気がするのはなぜだろうか。記憶というのは実に興味深い。

（小林聡幸）

Chapter 6

神経症とその周辺

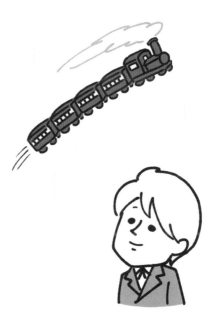

状況と言動のつりあいから適応障害の範疇を診立てる

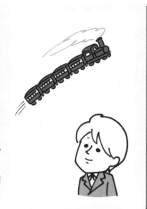

▶銀河鉄道の夜

ジョバンニ

▶ 原作：宮沢賢治：文圃堂書店，東京，1934 年
▶ 作画：ますむらひろし：銀河鉄道の夜 最終形・初期形［ブルカニロ博士篇］，偕成社，東京，2003 年

先生、レポート見ていただけました？

『銀河鉄道の夜』ですね。

はい、宮沢賢治の。

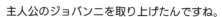

主人公のジョバンニを取り上げたんですね。
青空文庫で読み直してみたんですが、どうにも猫の顔が浮かんで仕方がありません。

ねこ、ですか……❓

登場人物をすべて猫にした、ますむらひろしのマンガとそのアニメ化の印象が強くて。知ってますか？

ああ、知ってます。アニメは観たことはないんですけど。

もうずいぶん前の作品だからね。さて、ジョバンニさんはどんな人ですか。

同胞は2人です。同居の母は病床に伏していて、家事などは当人のほかに別居の姉が時折やって来てこなしているようです。

ねえさんがトマトでなにかこしらえて持ってきていました。当時はトマトなんてハイカラだったんじゃないかな。

父は漁師で、長期に渡って帰宅していません。ジョバンニは学校には通っていますが、父が「らっこ」の密猟をしているとの噂があり、彼のことをよく思わない生徒からからかいを受けています。早朝は新聞配達、放課後は活版所にてアルバイトをしています。

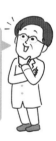

はっきり書いてありませんが小学生くらいな感じですね。同級生のザネリから、「お父さんから、らっこの上着が来るよ」とからかわれるわけだけど、何でそれがからかいになるのかよくわからないですね。

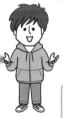

ジョバンニのお父さんは、らっこの密猟をして監獄に入っていると噂されているからです。

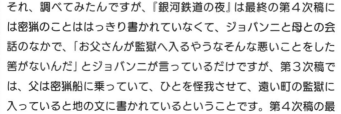

それ、調べてみたんですが、『銀河鉄道の夜』は最終の第4次稿には密猟のことははっきり書かれていなくて、ジョバンニと母との会話のなかで、「お父さんが監獄へ入るやうなそんな悪いことをした筈がないんだ」とジョバンニが言っているだけですが、第3次稿では、父は密猟船に乗っていて、ひとを怪我させて、遠い町の監獄に入っていると地の文に書かれているということです。第4次稿の最

後では父の帰還が暗示されますから、監獄にいる設定はなくなったんでしょう。とすればザネリはあらぬ噂に乗ってジョバンニを中傷していることになりますね。

さて、ジョバンニは何か精神症状を示していますか?

抑うつ気分を伴う適応障害と考えました。

その根拠は。

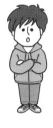

元来快活な性質で、母や友人たちと問題なく会話できていますし、友人宅で勉強を教わるなど好奇心旺盛でした。それが今は「毎日教室でもねむく、本を読むひまも読む本もないので、なんだかどんなこともよくわからないという気持ち」がし、授業に集中できません。「朝にも午后にも仕事がつらく、学校に出てももうみんなともはきはきと遊ばず」に過ごしているという訴えをはじめとする興味の減退を思わせるエピソードや、授業中に友人が教師からの質問に答えなかったのは自分を気の毒に思ってのことだというような自責的な思考から**抑うつ気分の遷延**が疑われます。

授業に集中できなかったり、興味が減退しているのは、学校の前も後も仕事をして疲れ切っているからではないですか。過重な労働のもと集中力低下、意欲減退しているのは病的とはいえず、**正常の反応の範疇**です。

天の川が何でできているかという教師の質問に答えられず、それをみてカムパネルラもやはり答えなかったことを「気の毒に思ってのことだ」と考えるのは単にカムパネルラの心理を推量しただけで、とりたてて自責的とはいえないのでは。

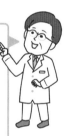

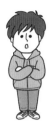

「ぼくがなんにもしないのにあんなことを云うのはザネリがばかだからだ」という発言からは易怒性や攻撃性、対人機能の障害を思わせます。またザネリたちに話しかける際、「少しのどがつまったように思った」という描写からはヒステリー球の併存が疑われます。

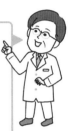

ザネリに冷やかされて「ザネリがばかだからだ」と思うのは、攻撃性かもしれないけれど、自然な反応ですよ。そう思うだけで行動に移したりしないので、むしろ怒りを抑制しています。「少しのどがつまったように思った」ということから、即ヒステリー球というのも短絡的です。

多くの症状は繰り返し生ずるから症状と認定されます。1回で症状と判断されるようなものはよほど非日常的でその病理性がはっきりしたものだけです。たとえばてんかん発作。自分をからかう同級生たちに声をかけようとしたときに少しのどがつまったように感じるというのは、彼のためらいを示す描写ですよね。これも自然な反応の範疇。

これらのエピソードや、当人の病前性格を考慮して推察すると、今回の症状による苦痛は著しいものと思われますが、他方で、涙を流すこともありつつも学校や活版所へのアルバイトへ通えていること、母や友人たちと変わらず交流ができていることは、当人がなんとか適応状態にあることが分かります。

なるほど。

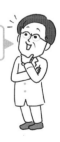

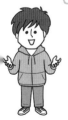

トリガーとなったストレス因については不明確ですが、体調の思わしくない母、父との別居状態、貧困、学校での対人関係トラブルを考慮するとある程度了解可能であり、このことからも症状は大うつ病の範疇には達していないと考えて、適応障害としました

そうなると適応障害の範疇にも入っていないということになりますよ。

え？

適応障害というには、「ストレス因に不釣り合いな程度や強度を持つ著しい苦痛」があることが必要です。ジョバンニは彼のおかれた状況以上に、つまりある意味で大袈裟な感じで具合悪そうでしょうか。

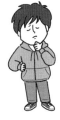

うーん、そうとはいえないですね。
ただし当人の性格として「ほんとうのさいわいはいったい何だろう」「みんなの幸のためならば僕のからだなんか百ぺん灼いてもかまわない」というようなことを考え、気分が沈むことがあること、物語最後では気を許せる友人カムパネルラの死を思わせる描写があり、今後更なるストレスがかかることが想像されることを合わせると、病状が悪化していく可能性は否定できません。

その後、銀河鉄道に乗っているくだりにかかってからを、あえて診断しないのはひとつの見識ですかね。でも、銀河鉄道での旅は妄想でしょうか、空想でしょうか、夢でしょうか。

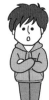

夢じゃないですか。丘で目を覚まします。

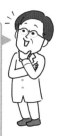

そうですね。第３次稿までは銀河鉄道はブルカニロ博士の実験によって見た夢となっていたようです。最終稿でも「もとの丘の草のなかにつかれてねむっていた」とありますから、まあ夢なのでしょう。でもその夢はカムパネルラの死を受け入れる儀式になっているんじゃないかな。みなの幸せのために自分の体を犠牲にするというのはカムパネルラの行いのことであるわけです。つまりジョバンニはカムパネルラの死に耐えられると思うのですよ。

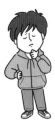

ああ……

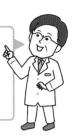

ただ、この作品を読んでいると、離人症的な感覚に襲われます。銀河ステーションが現れるまでの日常生活の話でも、何だか現実ではない浮遊感が感じられます。ジョバンニ少年がつらい現実を遠くから眺めるようにして耐え忍んでいるかのようです。

 ティーブレーク　**地に足ついた飛翔**

「ヒステリー球」は昔からある言葉で、その特徴的な名称から現代でも使われることがある。ヒステリーの症状として、喉から胸のあたりにかけて何かボールのようなものが詰まっている感じのことをいう。現在の診断では、転換性障害か身体症状症になるだろう。

　さて、宮沢賢治もまた病跡学でよく論じられている文学者のひとりである。農学校まで進むとともに、法華経に傾倒し、また詩作をはじめる。印刷所で働いたり、農学校教師をしたり。やがて故郷で農業をはじめ、農民の生活をよくするため肥料相談や稲作指導に奔走するが、結核により37歳で没する。生前に発表された作品はごくわずかだが、没後、その童話や詩が評価される。「みんなの幸のためならば僕のからだなんか……」などというセリフはまさに賢治自身のものだろう。いささか極端な見解だが、津本一郎は天才が統合失調症に罹患するとその病的体験が創造になるといった主張のもと、賢治を統合失調症と断言する。まあ確かに賢治の考えと行動には凡人には付いていけないところがある。福島 章は躁うつ病ないし循環気質とみ、老松克博は覚醒てんかん患者の存在様式と共通性があると論じる。賢治には躁とうつ、内省性と積極性、修羅とテクノボーのように相反するものの共存が感じられる。杉林 稔は賢治を緊張病親和者とみて、津本にならって天才が緊張病に罹患するも症状の代わりに創造性が発露するとみる。このとき、まじめな性格や農民文化への志向など規範指向性と、宗教への関心や自然との直接的な交感など超越指向性が相克しているとする。杉林は主に賢治の詩作について述べているのだが、彼の物語の不思議なとらえにくさとも関わっていそうだ。『銀河鉄道の夜』では、まさに銀河を飛びつつ、家の近くの丘で寝ているという、地に足ついた飛翔が描かれている。

（小林聡幸）

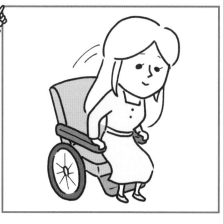

失立失歩の女王

↪ クララ・
ゼーゼマン

出典 『アルプスの少
女ハイジ』(アニ
メ), ズイヨー
映像, 1974年

人物紹介

ドイツのフランクフルトに住んでいる、ゼーゼマン家の一人
娘である。主人公のハイジと出会ったときの年齢は12歳。
母親は小さい頃に亡くなっている。父親は貿易商の仕事が
忙しく、滅多に家にはいない。生まれつき病弱で、足も不
自由なため常に車いすに乗り、ずっと家の中で使用人の世話を受けなが
ら過ごしている。また、日常生活はゼーゼマン家の執事であるロッテン
マイヤーによって厳しく管理されている。そのためハイジがゼーゼマン
家の屋敷に来るまでは同年代の友人はいなかった。
性格は従順で大人しいが、父とも滅多に会えない寂しさからか、少々、
依存心が強く、周りの大人を困惑させる言動をとることもある。
ハイジと出会ってからは次第に意欲的になり、外の世界に興味を持つよ
うになる。ただ依存的な性格は変わらず、ハイジがアルムの山へ帰って
しまうことをひどく不安がる描写がみられる。ハイジが帰郷したのち、
ハイジとの約束で山を訪れると、大自然の中で徐々に健康を取り戻し、
最終的に自力で立って歩けるようになる。

考　察

　作品中に、足に器質的な障害を及ぼすような事故や病気を経験したという描写がないこと、アルムの山で牛に襲われるという恐怖を感じた際に、思わず自力で立てていることから、立って歩くことができないのは足自体の問題のためではないことがわかる。

　また、作中でハイジが自分以外の子どもと楽しそうに遊ぶ姿を見て不機嫌になる、ハイジがアルムの山へ帰ってしまうことに強い不安を覚えるという描写があることと、母親を小さいときに亡くし父親ともなかなか会えないという生い立ちから、見捨てられること、独りぼっちになることへの恐怖が推察され、「足が不自由である限りは他人が自分を見捨てることはない」という疾病利益が無意識のうちに存在していると考えられる。

　実際に、歩く練習を提案された際に少し不安そうな表情をする、その後も歩く練習にあまり意欲を見せず話を逸らそうとするなど、歩けるようになりたいという気持ちと歩けないまま世話をしてもらいたいという気持ちとの間で葛藤している場面がみられる。そして、そのようなクララにいら立ちを覚えたハイジが、「クララのばか！　歩けないのを足のせいにして！　クララなんてもう知らない！」と突き放した瞬間に自力で立てるようになる。これは、「立てなければ見捨てられない」という観念がハイジの行動によって打ち消されたためと考えられる。

　以上のことから、クララ・ゼーゼマンは転換性障害によって足が不自由になっていると推測される。

 「転換性障害による失立失歩」と考えます

 教員のコメント
そのとおり！「失立失歩」です

このアニメを見て育った人にとってクララは**失立失歩の範例的症例**でしょうね。わたしも大学で失立失歩を学んだとき、すぐにクララを思い出しました。クララがなぜ歩けないのかも上手に考察できていますが、この点は製作者もクララの心理機制をきちんと想定して描いているように思われます。

　ただいくつか医学的に突っ込みを入れておきましょうか。

　まず、ネットでは、戸外に出ないクララはくる病だったという説があるようです。大自然の中で健康になって、というより、大自然の中で日光を浴びてよくなったというわけですね。まあ、ビタミンD欠乏状態が続くと、筋力低下に続いて、骨の変形も生じてくるでしょうが、クララにはそれはなさそうです。ともあれ精神疾患を疑う前に身体疾患の十分な除外はとても重要です。

　幼い頃より病弱という、クララ本人と彼女の使用人たちの認識自体が転換症状から形成されたものとも考えられます。子どもが病弱だったと養育者が言う場合、客観的にみて病弱だったのかは別問題として、養育者がそう思って育てたという事実を述べているとみてください。これが病的になると、周囲の気を惹くために自らの子に病気を捏造する代理ミュンヒハウゼン症候群、子どもの健康に対する過度の不安から受診頻回となる脆弱な子ども症候群（vulnerable child syndrome）といった状態があります。

　クララが何歳から歩かなくなったのかわかりませんが、それが長期に及んでいるなら廃用性の筋萎縮が進行しているはずで、牛に襲われても立ち上がれなかったはずです。とすると彼女は自覚的にか解離状態でかはわかりませんが、日頃、使用人たちの目に触れないところで歩いていたと推察されます。

　さて、立ち上がれるようになったクララは立っても見捨てられないことには気づいたかも知れませんが、しかし今後は精神的にも自立を求められていくことになるでしょう。ロッテンマイヤーさんが今度こそ上手に自立の手助けをしてくれるといいのですが。

（小林聡幸）

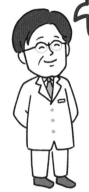

「心を閉ざす」の医学的説明は？

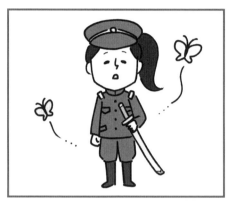

♪ **栗花落
カナヲ**

出典　吾峠呼世晴：
鬼滅の刃,
集英社,
2016 〜
2020 年

人物紹介

本作は大正時代、鬼の存在する世界が舞台である。鬼から人間を守る組織が鬼殺隊であり、その構成員が鬼殺隊員である。主人公・竈門炭治郎の同期として登場するのが、16 歳の女剣士・栗花落カナヲ（つゆり・かなを）である。

貧しい家に生まれ、両親から虐待を受けて育った。兄弟のほとんどが虐待で命を落としたようである。やがて、虐待の苦しみから逃れるために心を閉ざした。当時のことを振り返って、「ある日プツンと音がして何も辛くなくなった」と発言している。

親に売られ人買いに連れていかれるところを鬼殺隊員の胡蝶カナエ・しのぶ姉妹に保護された。その頃は、食事を出されても指示があるまでは食べようとしない、など自分で考えて行動することができなくなっていた。「全部どうでもいいから自分で決められない」と発言している。銅貨を投げて何事も決めたらよいという胡蝶カナエの提案で、「表」か「裏」かで意思決定をするようになった。鬼殺隊に入った理由も胡蝶姉妹が隊員であったためであり、そこに自分の意思はあまり感じられない。常に穏やかに微笑んでいるが、自ら話すことはほとんどない。

考　察

　被虐待児症候群は身体発育の遅れ（低身長など）や新旧の外傷（打撲症、内出血、骨折、頭部外傷、熱傷など）がみられる。また、これら身体症状だけでなく、行動における症状（過食、多飲、失禁、性化行動など）や精神症状（情緒・言語の発達の遅れ、記憶の途絶など）がみられることもあるとされている。このような心理・精神的発達の障害が起こり、年長児になってから問題行動を起こすことがあることが知られている。

　カナヲは上記のうち、情緒の遅れのみがこの疾患と合致する部分であるが、明らかな虐待の過去があることから本疾患とした。

 「被虐待児症候群」と考えます

 教員のコメント
症状自体は「解離症状」ということになるでしょう

　被虐待児症候群というのは DSM-5 だと、反応性アタッチメント障害／反応性愛着障害に相当すると思いますが、虐待を受けていたから被虐待児症候群というのでは根拠不十分です。カナヲの症状は情緒の遅れといっていいのでしょうか。

　「虐待の苦しみから逃れるために心を閉ざした」とあります。「心を閉ざす」というのは物語などではよく出てくる言葉ですが、医学生としてはこういうところをスルーしてほしくないのです。「心を閉ざす」というのは医学的な見地からどのように記述されるのか、説明されるのか、考えてみてほしいのです。他者に対して反応しなくなるのだとすると、まずは拒絶が考えられますね。でも、カナヲの態度は拒絶的ではありません。「ある日プツンと音がして何も辛くなくなった」というのがカナヲにとっての「心を閉ざす」ということだとすると、これは解離ではないでしょうか。

　自分で考えて行動するということができないという状態はどうみるでしょうか。何をしても叱られ、虐待されるという状況だと、子どもは自分から何かをするということがなくなり、おどおどと指示を待つことになるでしょう。でもカナヲの態度はそうしたものとは違うようです。発達という観点からいえば、自分の行動を自分の意志で決めていくという自我の機能の発達が遅れているといえなくはありません。でもそれだと統合失調症の自我障害や自閉症の自我などを想定しなければならないでしょう。やがてカナヲは自分の意志で行動するようになりますから、自我の発達ができていないわけではないと思われます。

　「全部どうでもいいから自分で決められない」というのなら、それは世界のあらゆるものを自分と関わりのないものとして扱っているということです。これはやはり**解離**ということになるのではないでしょうか。つらい現実を耐え忍ぶため、世界と関わるという意味での自我を解離して、他人の指示によって行動するという範囲でのみ自我機能を作動させているということになります。

　「表」と「裏」と書かれた銅貨を投げて何事も決めたらよいという提案は、なかなか深いと思います。選択というのは自由意志の発露として非常に重要なことのように思われますが、われわれの選択などたかが知れています。選択をしようというその都度、無限の可能性が開かれているなどということは、実のところありません。だいたいこうせざるを得ないということはみえているものです。そうするしか仕方がないことを、しかし、誰から与えられたものでもなく自分の意志として行う、結局それが自律的な行動なのではないでしょうか。ですから、「表」か「裏」かにわれわれの意志があるのではなく、「表」であれ「裏」であれ、決定したことに意志が宿るのです。つまり「銅貨を投げて何事も決めたらよい」というのは、あなたには意志があるんだよ、という諭しなのです。

（小林聡幸）

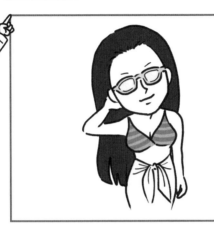

何となく強迫のにおいはするけれど

⤴ ニコ・ロビン
出典 尾田栄一郎：ONE PIECE，集英社，1997 年〜

人物紹介

この漫画は、主人公ルフィが海賊王を目指すため世界をひとつにつなぐ大秘宝である「ワンピース」を求め、立ちはだかるさまざまな敵を倒していく冒険ストーリーである。

ニコ・ロビンという人物は、「麦わらのルフィ」が束ねる麦わらの一味のメンバーであり、その仲間に入る前にはバロックワークスという犯罪会社の副社長をしていた。

ロビンは滅亡したオハラという島の唯一の生き残りとして世界政府から懸賞金をかけられていて、そのためあらゆる組織にスパイとして所属しながら世界政府の手から逃亡を繰り返してきた。そして麦わらの一味と出会い、一度仲間になったもののウォーターセブンという島で CP9 という政府諜報機関に寝返るが、捕えられてしまう。そのままだと処刑されてしまうところであったが、麦わらの一味が CP9 の諜報部員たちを次々と倒すことによってロビンを奪還した。そして真の仲間になった。

考　察

　私は真の仲間になる前までのロビンについて、強迫性障害という診断を下した。彼女は長い間政府の標的とされ、組織を次々と裏切っていくことを生きるための手段としていた。そのため、ルフィに助けられ仲間になったときも、またいつものように裏切るような日が来るのではないかと心配していた。また、滅亡させられなければいけない島の生き残りとして懸賞金をかけられていたため自分が生きていてはいけないと思うようになってしまっていた。

　ルフィと仲間になる際、「私を助けたことそのものが罪だから仲間に入れて」といったように生きることに対する諦めを持っていた。このことは彼女の人生がいかに過酷で辛いものであったかを想像させる。仲間の呼び名も、はじめはその人の名前ではなく、職種で呼んでいた。ルフィは船長さん、ゾロは剣士さん、ナミは航海士さん、チョッパーは船医さん、サンジはコックさん、ウソップは長鼻くんという呼び名である。このことはロビンがまだ麦わらの一味を 100 % 信頼してはいなかったことが伺われる。

　エニエス・ロビーで、麦わらの一味が CP9 との決闘とロビン奪還を誓う前にロビンが仲間に向かって「私には深い巨大な闇がある。その闇はあなたたちを巻き込んで滅ぼしてしまう。それが私は怖いの」と告白した。このことは、長い間そういった懸念に悩み続けていて、やっと見つけた真の「仲間」を傷つけたくないから、CP9 に寝返ったことを告白したのだ。最終的に一味が CP9 を全員倒し、ロビンを奪還し、ロビンは麦わらの一味の真の仲間になって活躍していくようになる。

「強迫性障害」と考えます

教員のコメント
強迫的にはみえるけれど、精神疾患ではないです

何となくロビンの言動に強迫の匂いを嗅ぎ取ったのは間違いではないですが、強迫観念なり強迫行為なり具体的な症状を指摘しないと議論が成立しません。「自分に関わった人が巻き込まれて滅んでしまう」というのが強迫観念だと考えたように思われますが、それでいいでしょうか。ロビンのこれまでの人生をみたら、その懸念は必ずしも馬鹿げたものではないでしょう。世界政府や強大な秘密結社を手玉にとって綱渡りをして、ようやく生き延びていたのですから、自分と関わったことでルフィ一味も滅ぼされると思ってもおかしくありません。

　そういう考えに囚われていることは確かなのですが、その考えが自分でも間違っているとは思っていません。典型的な強迫症状は、自分でも馬鹿げていると思っていてもどうしても考えてしまうとか、馬鹿馬鹿しいけれどやめられないとか、「不合理の自覚」があるのが特徴です。これがないロビンの懸念は、支配観念とか優格観念といいます。

　もちろん当局に自分の正体がバレるかどうかは不確定で、それゆえに麦わらの一味が壊滅させられてしまうかどうかも不確定ですから、ロビンははっきりしないことに不安を感じ、悪いことが起こるほうばかりを懸念していたといえます。これは悪いことが起こるんじゃないかという強迫観念に近いことも確かでしょう。

　仲間を名前でなく職種で呼んでいたのは、信頼していなかったというのとはちょっと違うのではないでしょうか。麦わらの一味で役割はこなすが、それ以上深入りはしない、深入りすればみなを滅ぼしてしまうから、という防衛的な態度を示していたとみるべきでしょうね。そういうロビンの、一定の考えに囚われた硬い対人関係のあり方が強迫的な印象を醸しているわけです。

　結果として、常に沈着冷静に状況を読んでいたロビンも、麦わらの一味の信義の厚さと、戦闘力の強さを測りかねていたわけですね。

（小林聡幸）

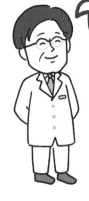

緘黙か失声か

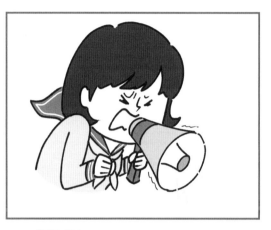

⤵ 成瀬 順

出典 長井龍雪監督：心が叫びたがってるんだ。（アニメ），2015 年

この物語の主人公である成瀬 順はごく普通のどこにでもいる、おしゃべりで夢見がちな少女であった。小学生の頃、自分のおしゃべりが契機となって両親が離婚することになり、父親から「全部おしゃべりなお前のせいじゃないか」と言われる。衝撃的な体験をした順はその場から逃げ出し、逃げ出した先で"玉子の妖精"に出会う。その玉子の妖精に相談をしたところ、おしゃべりをしなくてよいようにおしゃべりができなくなる呪いをかけられる。以後、しゃべろうとするとおなかが痛くなってしまうが、筆記やタイピングでの意思伝達はできる状態となった。順はしゃべれないまま高校生となる。

考　察

　小学生の頃、順は素敵な王子様とお城の舞踏会に行くお姫様になることに憧れていた。ある日、山の上のお城（ホテル）で父親が母親ではない女性と一緒に車に乗って出てくるところを目撃する。順はまだ幼く、これがどういうことなのか理解していなかったため、何の悪気もなく母親に報告してしまう。「パパのお姫様はママじゃなかったよ」。順の衝撃の報告に母はうつむき、順の口に玉子焼きを押し込み、こう言った。「もう二度としゃべっちゃ駄目」と。そうして両親が離婚することとなり、"玉子の妖精"に呪いをかけられることとなる。

　高校生となってからのある日、「ふれあい交流会」の実行委員をクラスで選んでいたときに音楽教師であった担任の先生の独断で、他の３人とともに順は実行委員に選ばれる。全員順がしゃべれないことを知っていたため、これが到底うまくいくことだとは考えられなかった。しかし、ふれあい交流会でミュージカルをすることが決まったとき、順は歌は歌えるということに気づく。そして同時に、順は同じメンバーである少年・拓実に恋をするが、拓実には好きな人がおり、失恋した順はミュージカル当日に逃げ出してしまう。拓実は順を探し回り、ついに山の上のお城（ぼろぼろの廃墟になってしまっている）で彼女を見つける。拓実は「俺を傷つけていい、傷つけていいから本当の言葉を聞きたい」と言う。

　順は「じゃあ今から傷つけるから」と言って、驚きの罵詈雑言を次々と拓実に浴びせるのだった。溜まっていたうっぷんが全て爆発するかのように止まらない暴言。２人は思わずポカーンとしてしまう。おしゃべりの解禁である。

　おしゃべりができない呪いにかけられた少女が、その呪いを克服しおしゃべりができるようになったという物語である。

　この物語の主人公の主訴は声が出ないということであり、これは吃音症などのコミュニケーション障害でもなく、また失語というわけでもない。背景にある心理的トラウマによって生じたと考えられる。よくある場面緘黙とは違い、どういう状況下においても話すことができないことから全緘黙と考え

る。発症は幼稚園から小学校低学年ごろに多いことも一致している。成長と共に改善することもあるが中には青年期まで持ち越し、対人関係に支障を残すこともある。早期発見と、安心できる環境を調整することが最も大切であり、人との接触場面で緊張感を減らすような工夫をしながら、気長に治療をすることが重要である。

「全緘黙」と考えます

教員のコメント
「転換性障害」による失声ではないでしょうか

　緘黙／無言症 mutism は DSM-5 においては選択性緘黙しか病名として掲載されていません。場面緘黙はこの選択性緘黙と同じことです。説明してくれたとおり、基本的に小児期の病態を想定していると思います。小児では、分離不安症／分離不安障害との合併がよくあり、親などと離される不安と結びついています。対処として「人との接触場面で緊張感を減らす」とあるように、成人の社交不安症／社交不安障害と踵を接しているという側面も指摘できるでしょう。

　しかし順の場合、社会的関係に不安を持っているのとはちょっと違いますね。症状の成り立ちを分解してみていくと、おなかが痛くなるのでしゃべらないのだとすれば、おなかが痛くなるのが一次的なので、身体症状症となるかもしれませんが、おなかが痛くなるのはしゃべった罰とも捉えられます。しゃべってはいけないという禁制がかかっているわけです。これは**失声**でいいのではないでしょうか。

　失声は有声音が出せず、無声音だけでしかしゃべれないという状態が多いですが、全く声が出せない症例もあります。診断としては**変換症／転換性障害**に含まれます。

　順の場合、「背景にある心理的トラウマによって生じた」と考えられるわけですよね。世間一般では「トラウマ」はこんなふうに、悪口を言われたく

らいでも使われることが多いですが、精神医学におけるトラウマは自分や身近にいる人が生死に関わるような重大な事態に遭遇した場合に生ずるものに限定されていますので、使い方には気をつけてください。要するに、意図せずではあるが、父の浮気を母にチクってしまい、両親を離婚させてしまったと思っており、そのような失敗を繰り返さないために、無意識がおしゃべりを禁じたという、わかりやすい図式になっています。

そうそう、「歌は歌える」で思い出しましたが、ひどい吃音の人が歌はスムーズに歌えたり、失語症なのに歌だと言葉が出てきたりということがあります。リハビリに利用できるかも知れませんよ。

（小林聡幸）

 ティーブレーク　　**心理的なものと決めつけること**

　心理的な要因で身体機能に障害が出ることはよくあるが、身体的な要因が除外されないとなかなか心因とは断言できない。そうはいっても、心理的ストーリーがよくみえる場合もある。折り合いの悪い実家から逃げ出すため、妥協して理想の下の下の下くらいの男性と結婚した女性が、ある日とつぜん結婚してから現在までの記憶をなくす。いわゆる記憶喪失だが、結婚以降を思い出せなくなっているので部分生活史健忘という。黒歴史を消したい気持ちはよくわかるが、あまりにわかりやすい。立てないうちは構ってもらえるクララの失立失歩は先に述べたとおりだが、これはクララの「自立できない」という気持ちの象徴とみることもできる。嘔吐が「それは到底受け入れられない」「とても飲み込むわけにはいかない」という状況で生ずるのもしばしば経験する。何十年にも渡る失声の中年女性は、毎回訴えを書いたメモに「愛する家族といられて幸せです」と書いてあるので、家族関係に何かあるのだろうと思う。

　あるとき耳鼻科から心因性の難聴ではないかと紹介された患者がいた。問診しても聞こえなくなるような心理的ストーリーがみえてこない。考えてみると心因性の難聴というのは経験したことがない。念のため頭部CTを撮ったら、脳皮質全体に高信号域が広がっている。あわてて神経内科に紹介したら、脳表ヘモジデリン沈着症（脳表面への繰り返す出血で脳に鉄分が沈着する難病）だということであった。つくづく心理的原因と決めつけるのは難しい。

（小林聡幸）

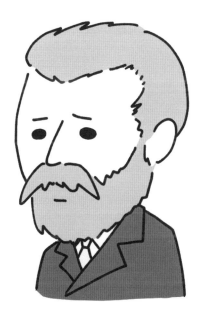

↬ Chapter 7

うつ病・双極性障害

耳を切るような病気とは何だろうか

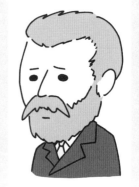

▶ フィンセント・ファン・ゴッホ

▶ オランダ，画家，1853 〜 1890 年

兵庫県立美術館でゴッホ展を観てきたので、ゴッホを取り上げてみます。

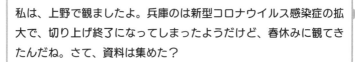

私は、上野で観ましたよ。兵庫のは新型コロナウイルス感染症の拡大で、切り上げ終了になってしまったようだけど、春休みに観てきたんだね。さて、資料は集めた？

原田マハ『たゆたえども沈まず』、ゴッホ書簡集、ゴッホ展の図録……。

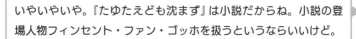

いやいやいや。『たゆたえども沈まず』は小説だからね。小説の登場人物フィンセント・ファン・ゴッホを扱うというならいいけど。

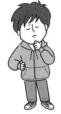

いや、実在の画家ゴッホです

ではそういうことで、ゴッホはどんな生涯を送りましたか？

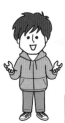

1853 年にオランダの牧師の家庭に生まれ、6 年間画商で働くが、解雇されてしまいます。

ゴッホ書簡集の生涯の記述を見てみますね。6 人きょうだいの長男で、全寮制男子校で数年過ごし、ウィレム 2 世校、これは高校みたいなものかねえ、そこに入るも 2 年目から行かなくなってしまいます。叔父の口利きでグービル画廊に就職し、ハーグ、ロンドン、パリで働きますが、1875 年頃から聖書に没頭して仕事がおろそかになり、クビとなります。父親が叔父の顔を潰したと激怒して、以来、父との関係は険悪になってしまいました。

牧師を目指したり、書店で働いたりしますが、幾度も挫折を味わいます。

何をやってもうまくいかない、迷走の時期ですね。熱狂的な宗教的関心の傍ら、行動と能力が伴わないという感じです。

1881 年に画家を目指します。

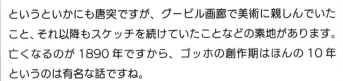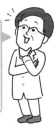

というといかにも唐突ですが、グービル画廊で美術に親しんでいたこと、それ以降もスケッチを続けていたことなどの素地があります。亡くなるのが 1890 年ですから、ゴッホの創作期はほんの 10 年というのは有名な話ですね。

ゴッホの作品はなかなか認められず、画商として成功していた弟のテオドルス、愛称テオですね、テオから経済的援助を受けながら絵を描き続けました。

画家を目指したのもテオの勧めでした。

1886 年以降、その当時まだ社会に受け入れられていなかった印象派に惹かれます。西洋の絵とは全く異なる描き方の浮世絵にも惹かれ、印象派に浮世絵の要素を取り入れていきました。

『たゆたえども沈まず』では、そのころ、つまりパリのテオのもとに転がり込んできたころから描かれていますね。でもパリには 2 年しかいない。

1888 年に南仏のアルルに移り住みます。

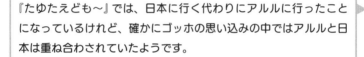
『たゆたえども〜』では、日本に行く代わりにアルルに行ったことになっているけれど、確かにゴッホの思い込みの中ではアルルと日本は重ね合わされていたようです。

アルルで画家の協同組合のようなものを作ることを考えて、まずゴッホは尊敬するポール・ゴーガンをアルルに呼び寄せて共同生活を始めました。

ゴーガンはこのころ金がなく、テオが用意した資金に釣られたらしい。

ふたりはアルルで同じ家に住み、絵を描いていましたが、ゴッホの難しい性格のせいでゴーガンとの共同生活もうまくいきませんでした。

ふたりが暮らした家は黄色い家といわれていて、ゴッホも絵に描いています。お互い芸術家として認め合っていたようですが、美学的にはことあるごとに意見は対立したようです。

精神的に安定していなかったゴッホは自分の耳を切り落とし病院に入院します。

もう付き合いきれないからパリに帰るとゴーガンが言い出して、駅前の宿に泊まったその夜に切ったようです。ここに至るまでほんの2カ月です。

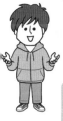

体調が回復しつつあるということでフランスの田舎の旅館に、1890年、しばらく住んでいました。

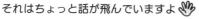

それはちょっと話が飛んでいますよ
まず、アルル市立病院に運ばれて、ここで研修医のフェリックス・レー医師の治療を受けます。研修医ながら当時最新の消毒法を身に付けていたので、敗血症にならずに助かったのではないかとマーフィーは書いています。翌年、つまり1889年はじめに退院するものの、毒を盛られているなどというようになり、2月に再入院。「狂って危険なオランダ人」のようにみられ、アルルにいられなくなり、5月に25キロばかり離れたサン－レミの療養所に移ります。そこで1年過ごしますが、「発作」を繰り返しつつも、有名な『星月夜』や『二本の糸杉』など多くの作品を描きます。だいぶ具合もいいというので、1890年5月にパリ近郊のオーヴェール‐シュル‐オワーズのポール・ガシェ医師を頼り、彼の診察を受けつつ、旅館で過ごしながら、70点くらい作品を描くんですね。2カ月の間に。

ものすごいペースですね。そして 2 カ月後、拳銃で自殺を図り、死を迎えました。

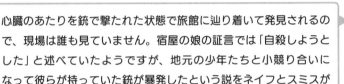

心臓のあたりを銃で撃たれた状態で旅館に辿り着いて発見されるので、現場は誰も見ていません。宿屋の娘の証言では「自殺しようとした」と述べていたようですが、地元の少年たちと小競り合いになって彼らが持っていた銃が暴発したという説をネイフとスミスが最新の伝記の中で主張しています。

え、自殺じゃないんですか

あくまで説です。自殺を前提とした診断を考えましたね？

うつ病、特に**季節性うつ病**です。

その根拠は？

ゴッホの作品で有名な『夜のカフェテラス』『ひまわり』は夏に描かれており、華やかですが、冬に描かれた『悲しみ』『ガシェ博士の肖像』『シャベルを担ぐ抗夫』などは白黒で描かれていたり、絵に活気を感じさせないような作品で抑うつ気分を感じることができます。

季節で作風の違いがあったっけ？

「自分のなかに閉じこもって、希望を持つ元気さえない」「怠惰の性格の無邪気、本性の下劣さからくるのらくら者」などと自分のことを表現しているところからも抑うつ気分は伝わります。

自虐的ではあっても、それを抑うつというべきかなあ。

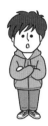

しかし、夏には「このごろのように自然が美しいと、ときどき僕の頭はものすごく澄み透って、もはや自分で自分を感じず、絵が夢の中のようにやってくる」「僕はまた立ち上がろう、大きな落胆の中で捨ててしまった鉛筆をもう一度取りあげよう。またデッサンを始めよう」「このとおり僕は仕事に熱中している」といった衝動性や活動性亢進が感じられます。

いやいや、それは夏には気分も明るくなるよ
気分が乗ってやる気を出しているのを衝動性や活動性亢進と決めつけてはいかんなあ。君が主張したいのは**双極性障害**だったという説ですね。しかも季節性うつ病の可能性もあると。
松浦によれば斎藤茂吉が1927年にゴッホうつ病説を唱えているようです。徳田もゴッホの抑うつ的な側面に注目しています。またジャミソンが**躁うつ病**と述べています。確かにそういう説はあるようですが、ただ気分の浮き沈みが激しかっただけで、明らかに躁とうつの病相を呈していたという証拠はなさそうです。**冬に陰気になったり、夏に気分が華やいだりは多くの人にみられる現象**です。それが躁うつの波だというためにはもっと証拠が必要だと思いますよ。

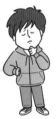

えー、だめですか

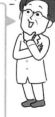

ちょっと確認してみようか。君が冬に描かれたという作品だけれども、必ずしも冬の制作ではないし、デッサンが白黒なのはあたりまえだよね。ゴッホの絵を年代順に見ていくと、初期のオランダ時代は暗く、パリ以降明るくなっているのが明らかだけど、これは作風の変化でしょう。
一般的にうつ状態ではどういう作品を書くと思いますか？

白黒とか、絵に活気がないとか？

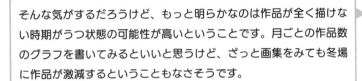

そんな気がするだろうけど、もっと明らかなのは作品が全く描けない時期がうつ状態の可能性が高いということです。月ごとの作品数のグラフを書いてみるといいと思うけど、ざっと画集をみても冬場に作品が激減するということもなさそうです。

でも、自分の絵が認められないこと、浮世絵が世間に認められていないことにも不満を感じていて、弟のテオが勤める画商で浮世絵を売っていないことを知るたびに自分の意見を強く押し付けて、誇大性のようなものを感じます❗

それは思い込みが激しいのであって、躁状態というわけではないですね。

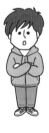

でも自殺企図があるのでうつ病かなと思うんです。絵の具を飲んで自殺しようとしていたり、自ら耳を切り落とす、拳銃で自殺を図るなど希死念慮があったことを強く疑うことができます。

話が耳切り事件に及んできましたね。
ゴッホについてはこれまでいろんなことが言われてきて、確たる診断を下すのは難しいのです。サン−レミの療養所のカルテには「てんかん性の発作」と書かれているようで、てんかん説が今日の主流です。ただし、脳波の臨床応用は1930年代からで、それ以前のてんかん診断はいささか怪しいものがあるといっていいと思います。脳波以前の時代は、発作性の病態をざっくりと「てんかん」と称していた可能性を否定できません。ゴッホの場合、発作を起こして意識を失うという記載の一方で全身けいれんとは書かれておらず、幻覚、悪夢、毒を盛られたと言う、恐怖に苛まれる、服毒しよ

うとするなどという症状が記述されています。

もちろん全身けいれんを起こさないてんかんもあり、発作間欠期のもうろう状態の中で幻覚や妄想が生じてもおかしくなく、ガストーはアルコールによる精神運動発作と推測しています。これはその後、複雑部分発作といわれ、2017年の国際抗てんかん連盟の新しい分類だと、焦点起始意識減損発作にふくまれてしまいます。けいれんを伴わず、何かの行動をする自動症が現れ、意識が遠のきます。他方、統合失調症で短期間に増悪寛解を繰り返していたと考えられなくもありません。もっともヤスパースのとなえた統合失調症説は今日、分が悪いようです。

耳を切った理由については何か説がありますか？

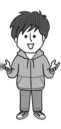

ゴーガンにデッサンの耳の形が変だと指摘されたからという説があります。

だからって切るかな……いや、ゴッホならやりかねないか。

耳切りについてゴッホ自身は何も弁明していませんね。**耳を切り落とすような自傷行為は統合失調症が疑われます。**眼球自傷だとか性器自傷だとか凄惨な自傷行為がみられることがありますからね。そしてそれは患者本人にも行為の意図が説明できなかったりもします。

アルル市立病院でゴッホを診察したレー医師が後年、ゴッホの伝記小説を書いたアーヴィング・ストーンの取材に応じて説明した耳切りの図解が発見されています。それによると左の耳たぶを少し残して斜めに削いだようです。どうも自殺を図るようなものではなく、手首自傷より激しいとしても、眼球や性器の自傷ほど恐ろしげなものでもないですね。その削いだ耳を近くの娼館の小間使いの少女ガブリエルに渡しています。これもマーフィーが調べ上げたことで、当時の新聞記事にあるようにラシェルという娼婦に渡したのではないようです。ただ、この行為は意味不明ですねえ。

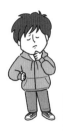

『たゆたえども沈まず』では「いいものをやるからとっておけ」と
言っていたと。

はっきりしないけれど、確かに「僕の記念に」とか「これを大事にとっ
ておいてくれ」とか言ったようです。ゴッホは犬に噛まれて大けがを
負ったガブリエルに自分の体の一部を切り取って渡すことで彼女を
助けたいと思ったのではないかとマーフィーは推測しています。

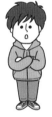

何でそれが助けることになるんですか。

ゴッホにとっては利他的行為なんだけれど、到底他人には理解され
ない類のものということのようです。ゴッホは幼少期から変わった
子でした。武正によれば、ゴッホ家の女中は「子どもっぽいが、可
愛げがなく、何か普通でないところがあり、不愉快で変わった行動
のためによく罰せられていた」と証言しています。ゴッホの奇行に
悩んだ両親は、ゴッホが 27 歳のときベルギーの精神障害者施設に
入れようとしたことがありました。耳切り事件のあと、母親は回想
して「あの子の頭は何か足りないか、どこかおかしいのです」とテ
オに書き送っています。この記述からは発達障害なのではという気
がするのですが、自閉症の研究者たちはゴッホはアスペルガー症候
群だといっています。子持ちの寡婦などの恵まれない女性に恋愛感
情を抱き、自分の思いが受け入れられていないことにも気づかず、
猛烈な熱情で突進していったなどいう記述は、自閉スペクトラム症
が考えられますし、奇行の内容の詳細はわからないのですが、思い
つきでどんどん行動していったとすると注意欠如・多動症の可能性
もあります。それで周囲と軋轢が起こって「自分はだめな人間のよ
うな気がする」と思うのは発達障害の二次障害ですね。
このほか、テルペン中毒で絵の具を飲んだとか、ポルフィリン症
だったのではないかといった諸説は松浦が紹介しています。絵の具
を飲んだのも自殺じゃなかったという説ですね。そうすると拳銃自
殺の理由は何でしょうね。

自分で生計を立てて、しっかりとした生活を送りたい気持ちはある
けれど、経済的にばかりでなくテオにさまざまな場面で助けても
らっていたことに罪悪感を感じていて、これ以上テオに迷惑をかけ
たくなかったからと言われています。

私が見た中では、発作を繰り返して絶望したとか、テオが結婚して
今後の援助が得がたいと思ったとかという説がありますね。ゴッホ
の臨終にテオは間に合うのですが、そのとき何を語ったのかは記録
がないようです。

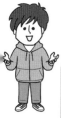

先生はどう診断するんですか❓

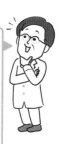

書簡などを精読していないので、自分なりの考えは持っていないの
だけれど、ひとつの疾患では説明できないのではないかという印象
を持っています。30 代で複雑部分発作を発症するとなると背景に
脳器質性疾患もありそうですし、テオのほうはゴッホの死後まもな
く進行麻痺で亡くなっていますから、ゴッホにも初期の進行麻痺が
あったかも、などとね。

参考文献

- ファン・ゴッホ美術館編（圀府寺司訳）：ファン・ゴッホの手紙Ⅰ・Ⅱ．新潮社，東京，2020
- Walther IF, Metzger R：Van Gogh：The Complete Paintings, Taschen, Köln, 1990
- Murphy B：Van Gogh's Ear：The True Story. Farrar Straus & Giroux, NY, 2016 (山田美明訳：ゴッホの耳 —— 天才画家最大の謎．早川書房，東京，2017)
- Naifeh S，Smith GW：Van Gogh：The Life. Random House Trade Paperbacks，NY，2011 (松田和也訳：ファン・ゴッホの生涯（上）（下）．国書刊行会，東京，2016)
- 松浦雅人：フィンセント・ファン・ゴッホ．Epilepsy 2010；4：135-42
- 徳田良仁：ゴッホの自殺．病跡誌 1983；26：24-31
- 徳田良仁：ゴッホの精神病理と創造性．病跡誌 2004；68：27-35
- Jamison KR, Wyatt RJ：Vincent Van Gogh's illness. BMJ 1992；304：577
- 武正建一：フィンセント・ファン・ゴッホ．病跡誌 1995；50：2-16

- Fitzgerald M：The Genesis of Artistic Creativity：Asperger's Syndrome and the Arts. Jessica Kingsley, London, 2005（井上敏明監訳，倉光弘己・栗山昭子・林知代訳：天才の秘密 —— アスペルガー症候群と芸術的独創性．世界思想社，東京，2009）
- Jessica I：Asperger's Syndrome and High Achievement：Some Very Remarkable People. Kingsley, London, 2006（草薙ゆり訳：アスペルガーの偉人たち．スペクトラム出版社，東京，2007）
- 細川清：ゴッホの診断ミステリー（上）（下）．日本医事新報 2014；4729：67-70, 4730：70-1

 ### ティーブレーク　**キャラ診断は可能か**

　いまさらながら、キャラクターや歴史上の人物は診断できるのかというと、診察していない患者は診断できないというのが、公式な返答である。信頼できる筋から十分な情報が得られれば、直接診察してなくとも、そこそこに誤りのない診断に到達できるという自信がないわけではないが、責任は持てないから大きな声では言わない。

　では直接、診察すれば診断できるのかといえば、よくわからないことだってあるし、患者が常に診断に協力的とは限らないので、（言外に、診察しさえすれば診断できるとばかりに）偉そうに「診てない患者は診断できないよ」などと言うのもはばかられる気持ちがある。司法精神鑑定だと、被告人の診察はするものの、主として求められる見解は、犯行当時の診断や精神状態である。起訴前鑑定なら犯行から比較的時間が経っていないが、公判鑑定だと数カ月から1〜2年経過している。そんな前の時点の診断なんかできるものか、診察してないんだし、というのが正しい見解だが、誰かがやらねばならないので、信頼できる筋から十分な情報が得られれば、そこそこに説得力のある診断が導けるはずだという信念のもとやるしかない。

　歴史上の人物の診断もこれに似ている。良質な資料が残っている人物ならそこそこのことは可能だろう。では作者によって作られた物語のキャラクターはどうなのか。そもそもが架空の人物なので首尾一貫した精神病理が設えられているわけではないが、作者の想像力が優れたものならば実在の人物に比肩するリアリティを持ち、その人物の言動の細部も描かれているだろう。そこに病理的な現象が書き込まれていれば、きめ細かな心理の流れの読解とともに診断はできると思う。他方、書割の平板な人物造形でも、作者が知ってか知らずか、診断基準に当てはまるような描写がなされていれば、診断基準に当てはまってくることがある。その診断はやはり書割に留まるけれども。

（小林聡幸）

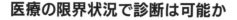

医療の限界状況で診断は可能か

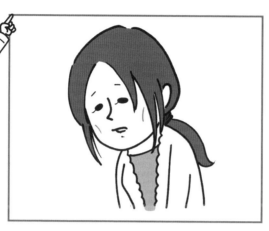

⤵　**播磨薫子**
出典　東野圭吾：人魚の眠る家，幻冬舎，2015 年

人物紹介

　　IT 機器メーカー勤務の夫と 2 人の子どもがいるが、ある日、娘が事故で植物状態となってしまった。娘の手がかすかに動いたことを見て、娘の臓器を提供することを拒否、介護を続けることになった。人工知能で制御する呼吸システムや筋肉への電気信号で筋肉を動かすという夫の会社の技術によって、脳死しているはずの娘が、健康な娘がただ眠っているだけのような状態に維持されることになった。薫子はあたかも娘が生きて動いているかのように見えることに喜びを覚える。それを世間の人々や夫は気味が悪いと思うが、薫子は考えを改めない。息子や夫に、娘はもう生きていないと言われ、脳死状態の娘が生きていると判断されるのか確かめるため、娘を殺害しようとする。

考　察

　抑うつ状態がみられるため、うつ病と考えることができる。うつ病の一番大きな要因は娘の脳死であると判断できるが、夫との関係がうまくいっていなかったこと、娘の臓器提供を行うかの判断を迫られていたことなども要因となっていると考えることができる。

　その後、娘の手がかすかに動いたことで娘が（脳死ではなくしっかりと）生きていると思い、介護を行うが、徐々に娘を電気信号で動かすといった過剰な介護（介護というよりかは生きて動いているように見せたいという衝動のように思われる）になってしまっている。娘が動くことに喜びを覚え、介護や娘を動かすことに没頭していることから、躁状態になっている可能性もある。

　その後も疲労やイライラ感がみえる場面があるため、うつ状態を繰り返していると判断し、双極性障害と診断した。

　はじめは薫子の母と介護を交代で行っていたが、だんだん任せることができなくなり、自分が娘の世話をしなくてはいけないと考えるようになる。夫や周囲の人々の意見を聞き入れようとしないといった行動も見受けられる。また開眼させる、プレゼントを受け取るように動かすなど、娘をより生きているように動かすことへの執着が強くなっていく。ある物事への専心、他者に仕事を任せることをしない、他者の意見に耳を貸さないというエピソードから、強迫性パーソナリティ障害を発症していると考えた。

　最後の場面では、脳死は生きていると判断されるのかを確かめるため、娘を殺害しようとしている。このとき、娘が生きていると判断されるのであれば、自分は喜んで殺人罪を受け入れると言っている。この状態を診断するのは難しかったが、殺人を厭わないという考えがあると判断し、反社会性パーソナリティ障害が最も適していると診断する。

 「双極性障害、強迫性パーソナリティ障害、反社会性パーソナリティ障害」と考えます

教員のコメント
精神疾患に当てはめることはできないでしょうね

　医療の限界状況を背景にした作品なので、そこで登場人物たちのとる行動を精神科的に診断するというのは難しい面があります。実際、肉親が重大な病気で入院したときの家族の言動は周囲からみて異常と受け取られることが少なからずありますが、そういう大変な事態に冷静でいられる人ばかりではないのは当たり前のことです。ところが家族のその様子を見た医療スタッフが、家族が精神科疾患ではないかと疑うということがままあります。その後、状況が落ち着くと常識的な行動がとれる人だとわかるのですが。

　薫子が娘の事故を機に抑うつ状態を呈するというのは、正常反応の範囲なのか、それを超えているのか判断しなければなりません。もし自分が薫子の立場におかれたら同様の状態を呈するだろうと考えられるようなのが正常反応の範疇です。また、娘の事故と抑うつ状態との関係だけをみるのではなく、それ以前からある夫との不仲、娘の臓器を提供するかの判断などが関わっているだろうと広く状況を見渡すのは重要なことですね。

　本作品のキモは、脳死の娘に対してテクノロジーを駆使して脳以外の体は健康に生きのびたらどうなるかという思考実験ですね。人の死は脳の死なのでしょうか、体には命は宿っていないのでしょうか。

　娘が生きているというわずかな徴候に頼ってそこに没頭するというのを躁状態とはいえませんよ。躁状態は全般的な気分の高揚ですから、生活のあらゆる領域においてハイテンションとなるような状態です。薫子とはちょっと違うでしょう？

　あなたはさらにそこに 2 つのパーソナリティ障害を導入します。ですが、パーソナリティ障害とはパーソナリティの極端な偏倚です。幼い頃から少しずつ形成され、思春期から青年期にかけて確立し、その後も基本的な部分は大きく変わらないようなものがパーソナリティです。薫子が何歳の設定なのか不明ですが、6 歳の娘がいるとすると 30 歳台でしょうか。20 歳前後からその特徴がほぼ固まっていないとパーソナリティ障害とは診断できません。言い換えると、娘の脳死がなかったとしてもその特徴がみられるような

ものがパーソナリティ障害で、薫子の場合は、娘の事故によって「愛なのか、狂気なのか」という状態に陥っていくわけです。

　また薫子が極端な行動に走っていく背景には、生きているというのはどういうことなのかという明快な答えを社会が示してくれないような状況が設定されているわけで、そうすると「殺人」の定義もはっきりしなくなります。もはや社会的とも反社会的とも決めがたい状況、つまり医療の限界状況というものがありえるということはご承知おきください。そのとき、反社会的と決めつけるのではなく（レポートの課題は診断しろなので申し訳ないけど）、当事者とともに何が倫理的で妥当なのかと探っていってくださいね。

（小林聡幸）

 ティーブレーク　　**ハレンチ学園の倫理**

　子どもの頃、お小遣いではじめて買ってきたマンガは永井豪『ハレンチ学園』。床屋で『少年ジャンプ』を読んで、ギャグが面白かったのだが、色気には全く関心がない年齢だった。だから平気で家に持って帰ったものの、母はカンカンになって、即刻捨ててしまった。以来、マンガは買ってもらえなくなったので、もっぱら立ち読み。「クリエイトヒザワ」というイカした名前の鷹揚な本屋がいくらでも立ち読みを許してくれたので、『デビルマン』はずっと連載を立ち読みフォロー。あちこちでストーリーは破綻しているし、忙しさのあまり絵が雑なところもある。しかし随所にみられる、あの絵の迫力。永井豪はついぞあの水準には立ち帰れなかったと思う。そして悪魔の力を使って悪魔と戦うという面白さ。岩明均『寄生獣』は『デビルマン』の換骨奪胎だし、最近のものなら芥見下々『呪術廻戦』や藤本タツキ『チェンソーマン』もまた、悪魔の力で悪魔と戦う話だ。

　本書では何度か「倫理」と口走っているが、最近、医学界では倫理倫理と、かまびすしい。境界を越えていくような医療行為が頻出するほど問題が増えていくからだが、かくあるべしと押しつけてくるような「倫理」も多い。しかし倫理には答えはない。それは社会のなかで合意形成を求めて見つけ出していくしかないものである。悪魔の力で悪魔と戦うのは倫理的にどうなのか。原子力の電気で人命を救うのはいかがなものか。病気の力で病気と闘うのはアリか。親が必死になって捨てたくなるようなマンガの猥雑さにこそ、倫理を考える教科書があるかも知れない。まあ、立ち読みとスカートめくりはいかんと思うけど。

（小林聡幸）

政治家に抑うつリアリズムを

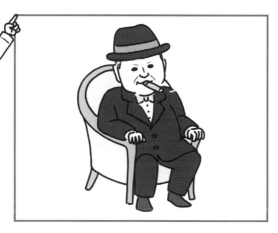

⟳　ウィンストン・チャーチル

出典　イギリスの政治家，軍人，著述家，1874 ～ 1965 年
参考文献　ナシア・ガミー（山岸洋，村井俊哉訳）：一流の狂気─心の病が
　　　　　リーダーを強くする，日本評論社，2016 年

人物紹介

　　　　　第二次世界大戦を勝利へ導いた英国の首相である。著名な政
　　　　　治家であるランドルフ・チャーチルの息子として生まれた。陸
　　　　　軍士官学校を卒業し，南アフリカでのボーア戦争に参加してい
　　　　　たが，敵につかまってしまった。何とか脱走に成功し，この脱
走談が英雄として彼の名声を高め，1900 年に下院議員として政界入りした。
格調高い演説が有名であるが，発音障害に悩んでいた。順調に政界の道
を歩んでいたのだが，一時は失脚してしまう。しかし，1940 年にド
イツのイギリス侵攻の危機を目の前にして，国民の要望に応えて首相に
なった。最初は，戦局が不利であったが，国民を鼓舞し危機を乗り越
え，ヒトラー率いるナチス・ドイツを倒した。
ノーベル文学賞を第二次世界大戦の回想録で受賞した。90 歳で亡く
なった。

考　察

　チャーチルをよく知っている、またはチャーチルの研究をした多くの人が
チャーチルは循環気質であったと述べている。また、父のランドルフは、
徐々に健康を害していき、うつ症状、認知症のような症状を呈し、最後は完
全に精神に異常をきたして45歳で亡くなった。また、娘のダイアナはうつ
病のような症状を呈し自殺したり、従弟は重篤なうつ病を患っていたりと、
うつ病の家族的負因があったと考えられている。

　20代はじめのキューバ滞在時や30代半ばの内務大臣時代、海軍大臣だっ
た41歳のときなどに、チャーチルはうつ病を発症していたとされている。
チャーチルがうつ病を患っていると、国民が認識したエピソードがある。
チャーチルは、1904年、国会での演説中に突然、言葉を失い、混乱した様
子で、手で顔をおおい、椅子に座りこんだ。これを見た国民は、父であるラ
ンドルフとかぶってしまい、チャーチルもうつ病を患っていると認識されて
しまったのである。さらに、チャーチルは抗うつ効果のあるアンフェタミン
の投与を受けていたとされる。

　一方、社交的でエネルギーに満ち、多忙な政治活動の合間を縫って生涯で
43冊もの著作を残すような活発的な側面もある。これらのことから、ウィ
ンストン・チャーチルは、双極Ⅱ型障害であると診断される。

「双極Ⅱ型障害」と考えます

教員のコメント
ガミーもそういってますね

　チャーチルは、**双極Ⅱ型障害**、あるいはもっとエピソードが発掘されれば
Ⅰ型と診断されるかもしれないとガミーは書いていますね。父のほうは進行
麻痺だったようです。

　精力的に仕事をした人を躁状態だったとするには、躁状態で社会生活上に
問題が生じていたという証拠が必要です。しかし軽躁状態なら、ハイテン
ションだけれども仕事はできているということがありえます。それゆえ、活
発で多産な人は双極Ⅱ型障害だとか双極スペクトラムだとか（つまり、躁う
つの気があると）いわれることが多いです。

　ガミーが注目しているのはむしろ「うつ」のほうです。うつゆえに希望的
観測に身を委ねず、現実が直視できたので、ヒトラーの脅威を見抜いて対処
できたのだというのがガミーの主張で、彼はこれを抑うつリアリズムと称し
ています。うつの人は現実を歪めて悲観的に物事を認知するからうつになる
のではなく、現実をより正確にみているためにうつになるのだという「抑う
つリアリズム仮説」からチャーチルを論じているのですね。だから、物事を
楽観的に、いいほうにいいほうに考えるわれわれのほうが病的なのです。

　まあ、ガミーはリンカンなどほかの政治家も、同様の論理で論じているの
ですが。

　ときにアンフェタミンは覚醒剤です。元気が出るといってうつ状態に使用
されたかも知れませんが、現在日本では使われることはありません。海外で
は、注意欠如・多動症の治療薬として承認されている国もあります。また日
本で濫用されている覚醒剤はメタンフェタミンです。

（小林聡幸）

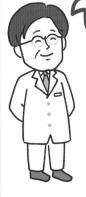

男らしさと老いること

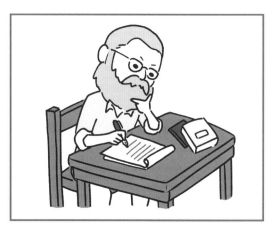

 アーネスト・ヘミングウェイ

出典 アメリカの小説家，詩人，1899 ～ 1961 年

人物紹介　第一次世界大戦における北イタリアの戦場に赴き、瀕死の重傷を負う。戦後はカナダ、トロントにて新聞記者を務め、特派員としてパリに渡っていた間に本格的に小説を書きはじめた。行動派の作家とされるヘミングウェイは、1930年代には人民戦線側としてスペイン内戦にも積極的に関わり、その経験をもとに行動的な主人公をおいた作品を書く。短編には簡潔文体の作品が多く、ハードボイルド文学の原点とされている。

1954 年、『老人と海』が大きく評価され、ノーベル文学賞を受賞。同年、2 度の航空機事故に遭う。2 度とも奇跡的に助かったが、重傷を負ったためノーベル賞の授賞式には出られなかった。以降、これまでの売りであった肉体的な頑強さや、行動的な面を取り戻すことはなかった。晩年は、事故の後遺症による躁うつなど精神的な病気に悩まされるようになり、執筆活動も次第に滞りがちになっていった。1961 年 7 月 2 日の早朝、散弾銃による自殺を遂げた。

考　察

　現在のシカゴ近郊に生まれる。父は医師、母はもと声楽家で、6人兄弟の長男だった。しかし、女の子をほしがっていた母は、ヘミングウェイが幼いときには強制的に女装をさせるという変わった性癖があった。一方、父は活動的な人物で、ヘミングウェイは父から釣りや狩猟、ボクシングなどの手ほどきを受け、生涯の人格を形成していった。

　アウトドア派でワイルドな作家というイメージを保ち続けたが、次々と結婚と離婚を繰り返し、虚無感や死の恐怖に怯えていた。

　自身の60歳の誕生日パーティーの際に、知人ラナムの献辞に突然涙を流したと思えば、ラナムがヘミングウェイの後ろを通った際にかすかに頭に手を触れたことに対して激怒し大声で「触るな」と怒鳴るものの、その後ラナムに対して泣きながら謝っている。この時期から恐怖感、倦怠感、他人への猜疑心、不眠症、罪悪感、記憶の減衰などの症状が現れていた。その後には、被害妄想にとりつかれるようになり、特に怒りの感情に駆られることが多く、感情をコントロールすることができなくなっていた。

　気分が異常かつ持続的に高揚し、開放的で、またはいらだたしい、いつもとは異なった期間が少なくとも1週間持続していること、観念奔逸・注意散漫がみられること、気分の障害は、職業的機能や日常の社会活動または他者との人間関係に著しい障害を起こすほどであることから双極性障害が疑われる。

　過度の飲酒を行っており、午前10時からウイスキーのソーダ割り、ウォッカベースのアルコール度数の高いカクテルを飲みはじめる生活をしており、その挙句、風呂にも入らず毎日同じ服を着て、裸足で街を歩いていた。飲酒運転で何度も交通事故を起こしていた。これらのエピソードから、アルコール依存症が疑われる。

 「双極性障害、アルコール依存症」と考えます

教員のコメント

「妄想性うつ病、PTSD、アルコール依存症」です

　ヘミングウェイは飛行機事故をはじめ多くの傷病に見舞われたことが有名ですが、精神医学的には3点指摘できるでしょう。

　まずは、アルコールについては肝臓を壊すまでに至っているようですし、ご指摘のとおり**アルコール依存症**とみて間違いないでしょう。

　若いころには、第一次世界大戦で負傷して「戦争神経症」になったとされています。「戦争神経症」は現代の診断基準では**心的外傷後ストレス障害**（PTSD）に該当します。暗闇で眠れなかったようです。そのころの短編の記載が自己の体験だと推測すると、被弾して意識が薄れる記憶が、暗闇で眠りに落ちるときにフラッシュバックするからだったようです。そうしたPTSD体験を作品に書き続けたので、疾病が創作に寄与したともいえ、他方、作品に書くことでPTSDから脱したとすれば、創作が自己治癒的な活動だったということになります。

　そして晩年は**妄想を伴ううつ病**を呈して電気けいれん療法を受けていますが、2回目の入院から退院した翌日、自殺しています。高揚した状態もあったようなので双極性障害とみてよさそうですが、あなたの提示した誕生パーティーのエピソードは躁状態というより、情動失禁のように思えます。60歳以降、殺されるとか、つけ狙われているだとかいった、うつ病では典型的でない被害妄想を呈しているのは、気分障害に加えて、アルコールの影響や外傷性の脳挫傷など複合的な要因が絡んでいるのではないかとマーティンは推測しています。

　男らしさを売りにしたヘミングウェイが結局、老いることと折り合えなかったのが自殺の要因であるという安井の議論はなかなか示唆的です。

（小林聡幸）

参考文献

- 立山萬里：ヘミングウェイとPTSD —— 初期短編に描かれた戦傷体験. 病跡誌 2006；71：34-42
- Martin CD：Ernest Hemingway：a psychological autopsy of a suicide. Psychiatry 2006；69：351-61
- 安井信子：「男らしさ」とヘミングウェイ. 川崎医学会誌 一般教養篇 1999；25：131-44

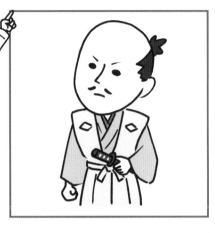

戦国武将と神と宇宙と

➡ **織田信長**
出典 戦国大名、
1534 ～ 1582 年
参考文献 ルイス・フロイ
ス『日本史』,
太田牛一
『信長公記』

人物紹介

尾張国の戦国大名・織田信秀の嫡男として生まれる。尾張の守護・斯波氏の力はすでに衰え、守護代も分裂しており、その三奉行のひとつという家柄だった。若い頃は奇天烈な行動が多く「尾張の大うつけ」といわれた。美濃国の戦国大名・斎藤道三の娘の濃姫と政略結婚し、父の死後、家督を継いで尾張を統一。桶狭間の戦いでは、尾張に攻め込む今川義元を少数の兵で倒した。道三亡き後の美濃国を盗り、尾張と美濃の支配者となる。暗殺された室町幕府将軍・足利義輝の弟・義昭を立てて上洛し、幕府を再興するが、義昭と対立すると、彼を追放し、朝廷から官職による権威を得ながら、室町幕府に代わる政権樹立を目指す。多くの有力な武将・大名との戦に勝利し、中部地域の多く、また畿内を支配下におさめ、東国の大名たちも自身に従属させた。中国地方の毛利氏討伐に着手する頃、重臣・明智光秀の謀反により本能寺で攻められ、防戦するも多数の明智軍には敵わず、自ら火を放って自害した。

考 察

　私は織田信長は双極性障害であったと考えた。まず一番大きな根拠となるものは、信長は自身のことを神だと口にしていたことである。以下はフロイスの『日本史』からの引用である。「信長は『自らに優る宇宙の主なる造物主は存在しない』と言った」「自分自身が単なる人間ではなく、あたかも神的生命を得て、不滅の主であるかのように、すべての人から礼拝されることを望んだ」「『自分以外に礼拝に値する者はいない』と言うまでに至った」「安土城内には神社がなく、信長は『自分自身が神体である』と言っていた」「安土城内に寺を建立し、自分の誕生日には、領内のすべての者にその寺への礼拝を強要した」。

　織田信長に関していえば、それだけのことを成し遂げているので、誇大性についてかなり甘い判断をしたいところではあるが、現在よりも寺社の力が強かった戦国時代においてこれらの発言をしていることから誇大性に当てはまると考える。

　次に、織田信長の睡眠時間についてもフロイスは以下のように記載している。「睡眠時間は短く、早朝に起床した」。これだけで判断をすることは難しいが、睡眠時間の減少が認められる。

　同じくフロイスの『日本史』では「非常に性急であり、激昂はする」と語られ、太田牛一の『信長公記』では父、信秀の葬儀の時に「父親の位牌に焼香を投げつけてさっさと出ていってしまった」と書かれている。これは衝動性が高い性格であったと考えられる。

　さて信長が桶狭間の戦いで早朝に軍立てを指示したことは有名な話だが、信長が城を出た時にはお供は5騎であったという。その後、桶狭間の戦いはその日の午後2時には終わっていた。前日の夜に家臣に軍立てを指示しなかったことは今川義元に対する奇襲を成功させるためだったとしても、これほどの動きは活動性が亢進している信長だからこそできたのではないかと考える。他にも信長は趣味も多彩で、相撲観戦・茶道具集め・水泳・乗馬・鷹狩・能鑑賞・女装等々、幅広い分野に渡って興味を持っていることから、活

動性が亢進していることが伺える。

　またこれは可能性がある、といった程度だがフロイスは「身分の低い家来とも親しく話をした」「王侯に対してさえも尊大だった」と書いている。これは過度ななれなれしさに当たると考えられなくはない。身分の上下のある戦国時代においては、その特性が身分の低いものに対してはプラスに、身分の高いものに対してはマイナスに働いてこのような印象を与えたのではないかと考える。

　最後に、信長に関してよく言われることだが、易刺激性についてフロイスは以下のように記している。「信長の報告を伝達するものは、それが徒歩であろうと馬であろうと、飛ぶか火花が散るように行かねばならない、と言っても差し支えがない」「自分への侮辱は許さず、懲罰せずにはいられなかった」とのことである。

　これらの情報から、私は織田信長は双極性障害であったのではないかと考える。最後に、信長の性格上このようなレポートを書いている私は間違いなく打ち首であろう。

「双極性障害」と考えます

教員のコメント
凡人の域を超えていますから、診断できません

　信長と直に接したことのある人物の書いた一次資料において、信長が「俺様は神だ」と繰り返し言っていたからといって、彼が本当に自分が神と信じ込んでいたと考えるのはいささかナイーヴです。

　言語学者のオースティンは、発話には事実確認的発話と行為遂行的発話があるとします。神様が「我は神なり」と言ったとしたら、通常それは事実確認的発話です。信長が「我は神なり」と言ったとき、それを事実確認的発話ととらえるから「誇大なことを言っている」「おかしいんじゃないか」といった判断になります。しかしこれは行為遂行的発話なのではないでしょうか。

行為遂行的発話はたとえば結婚式の「我は汝を妻とし、健やかなるときも……」というやつです。これは妻だと確認しているわけではなく、結婚すると宣言しているわけで、宣言という行為を遂行しているのです。信長が「我は神なり」というのは、神のように敬い服従しろ、そうしないと神罰以上のものを下すぞと脅迫しているのです。

また海を越えると、信長と同じくらいの時代に「朕は国家なり」と仰っていた王様もいましたね。確かにあの時代、寺社の力は強かったかもしれませんが、世界認識も今とは違っていました。尾張とその周辺を治め、京を支配するわけですが、信長の「宇宙」はせいぜいそのくらいの範囲だったんではないでしょうか。その後、日本と呼ばれるようになる諸国、そのまわりのアジア、さらに地球、太陽系、銀河系、銀河系群といったヴィジョンなしの「宇宙の造物主」です。もっとも、フロイスがポルトガル語で書いた『日本史』を訳して「宇宙」といっているわけですから、信長が日本語で何と言ったかわかりません。「天下」でしょうか。少なくとも当時の尾張に現在の「宇宙」に相当する概念はなかったでしょう。

診断が先に立って、酔って大騒ぎしたとか、臨時収入が入ったから浪費したとかですぐに躁状態と判断する安易な医者にときどき遭遇しますが、躁状態はある程度持続し、ある程度以上は持続しないことが肝要です。双極性障害というからには、もうひとつの極、つまりうつ状態はどうでしょうか。稀とはいえ単極性の躁病というものありますが、これも躁病相が去れば普通の気分状態に戻ります。信長が誇大でなく、不眠でなく、衝動的でなく、活動性が常人並みだった時期はあるのでしょうか。

双極性障害の診断はこの相性を見極めることが大事です。相性がなく、常時、活動性が高いのであれば、生来の特質、パーソナリティ、場合によってはパーソナリティ障害の文脈でとらえることになるでしょう。とはいえ、信長のような傑出した人物ならばわれわれ凡人には考えられないような精力を持っていたとしてもおかしくないという見方もあります。

さて、こんなレポートを書いた君が間違いなく打ち首ですって？　その「間違いのなさ」がないのが信長の魅力ではないですか。面白がって君を取り立ててくれるかもしれません。

（小林聡幸）

Chapter 8

統合失調症

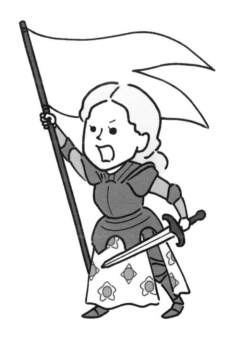

神の啓示は幻聴か、それとも

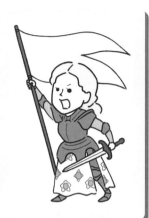

▶ ジャンヌ・ダルク

▶ フランス，軍人，1412 年ごろ～1431 年

 ジャンヌ・ダルク、診断します。

 オルレアンの乙女❗ 少女の火あぶりですね。

 先生、そこは強調点ではありません。

 そうかな。神から召命されたいたいけな少女が俗人たちに火あぶりにされる悲劇というところが心を打つんでしょ。ではジャンヌのご紹介を。

 15 世紀フランス王国の軍人です。

 通りすがりの変な女の子じゃなくて、立派な軍人なんですね。

 正式に従軍を認められたんだと思います。

162

ジャンヌが実際に作戦を立案したのか、ただ象徴的存在として兵士を鼓舞しただけなのか、研究者でも意見がわかれるようですね。ジャンヌとはどんな人でしょう？

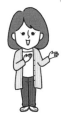

農家の娘です。現在のフランス東部に生まれました。神の啓示を受けたとしてフランス軍に従軍し、イングランドとの百年戦争で重要な戦いに参戦して勝利を収め、のちのフランス王シャルル7世の戴冠に貢献しました。その後ジャンヌはブルゴーニュ公国軍の捕虜となり、身代金と引き換えにイングランドへ引き渡されました。
イングランドと通じていたボーヴェ司教ピエール・コーションによって「不服従と異端」の疑いで異端審問にかけられ、最終的に異端の判決を受けたジャンヌは19歳で火刑に処せられ、その生涯を終えました。

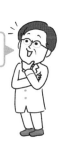

魔女狩りの時代ですね。

ジャンヌ・ダルクが死去して25年後に、ローマ教皇カリストゥスⅢ世の命でジャンヌの復権裁判が行われた結果、彼女の無実と殉教が宣言されました。
その後ジャンヌは1909年に列福、1920年には列聖され、フランスの守護聖人の一人となっています。

れっぷく、れっせい（？）　ああ、聖人に列せられたのだね。

ジャンヌ・ダルクの活躍とその悲劇的な最期は、歴史的にも非常に有名な物語のひとつであり、彼女のドラマティックなストーリーを題材とした小説や映画、舞台作品、テレビゲームなどは、いまなお世界中で制作され続けています。

ほら、みんな火あぶりが好きなんだよ。

先生、先生

映画ではリュック・ベッソン監督のものがありましたね。チャイコフスキーには《オルレアンの少女》というオペラがありますし、オネゲルの《火刑台上のジャンヌ・ダルク》も有名です。
で、診断は？

統合失調症です。

ま、そう来るんだろうね。神の声の幻聴を聞いたというんでしょ。

その通りです
無学な農夫の娘であったジャンヌを聖女たらしめた逸話のひとつが「母国の軍を率いて勝利せよという神の声を聴いた」という彼女の証言です。異端審問における審理の経過は日ごとに詳細に記録されていて、そこには彼女が述べたとされる証言も詳細に記録されているのです。

ほう、ほう。

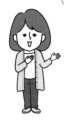
「同女が13歳の時、行いを正すよう汝を助けようという神の声を聞いた。最初は非常に恐ろしく感じた。この声は真夏の正午頃、父の庭で聞こえた。……この声は右の方、教会の方角から聞こえてきた。声が聞こえる時はほとんど例外なく光が見えた。この光は声が聞こえてくるのと同じ方角にあり、大抵はたくさんの光だった」。

ふむ、ふむ。

彼女は毎日こうした声を聞き、自分にはそれが必要だったと述べたことが記されています。当時のヨーロッパ、フランスにおける宗教事情を鑑みればこそ、彼女の言葉に耳を傾ける者も少なくなかったでしょう。実際に彼女は数多の奇跡的な戦果を収めたわけでもあります。
しかしながら、現代医学の観点からすれば、**彼女の証言がもし本当の出来事であったのなら、それは明らかに異常なものである**と考えざるを得ません。

ま、そうだよね。

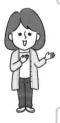

そこで彼女が聞いたという「神の声」、そして「光」について考えてみると、医学的には**幻聴および幻視を伴う精神病状態**の可能性が考えられます。

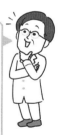

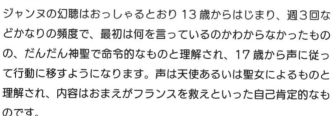

ジャンヌについて論じた医学論文はいくつかあって、それを参照しますね。
ジャンヌの幻聴はおっしゃるとおり13歳からはじまり、週3回などかなりの頻度で、最初は何を言っているのかわからなかったものの、だんだん神聖で命令的なものと理解され、17歳から声に従って行動に移すようになります。声は天使あるいは聖女によるものと理解され、内容はおまえがフランスを救えといった自己肯定的なものです。
これは、**主体侵害的な統合失調症の幻聴とは異なる**点ですよ。統合失調症なら悪口の幻聴とかが多いですよね。ジャンヌの幻聴にはあたり一面の光をともなうわけで、ある種の幻視でしょうが、要素的なもので、統合失調症でよくみられるといった類のものでもありません。

統合失調症らしくないんですか 🗨

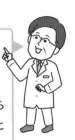

また、軍を率いてイギリス軍を打ち負かし、イギリスの捕虜となって裁判にかけられたときにも堂々たる態度で質問に答えていたという活動性はやはり統合失調症には当てはまりにくいでしょう。
高橋はジャンヌの幻聴には統合失調症的な要素があるとしながらも、願望充足的な要素もあるとしており、後者を重くとるなら、ヒステリー性の幻聴、つまり**解離性の幻聴**という解釈もありえます。

実は、「神の声」も「光」も、全くのでっち上げだったとも考えてみました。
そうすると、その後の彼女の行動も含めて、自身の能力の過大評価や、自分を特別であると考える並外れた自尊心と他者からの肯定的評価への依存などの可能性が考えられます。

うぬ、それは大胆な。

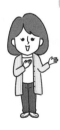

ジャンヌ・ダルクの体験がすべて彼女のほら話であった、とするならば、**自己愛性パーソナリティ障害**の可能性もあると考えられないでしょうか。神の声を聞いたという虚言は誇大性や特権意識を示唆し、兵士としてではなく指揮官あるいは戦術家として戦闘に参加したというエピソードも特権意識や他者の利用を、周囲の決定を無視する作戦行動や積極的戦略の推進などのエピソードは傲慢、横柄など自己愛性パーソナリティ障害の特性を示唆します。

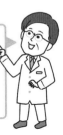

それだと、自己愛の前に、フランス中をだました大嘘つきであることについて**虚偽性障害**とでも診断をつけないとなりませんよ。もっとも虚偽性障害は病人を偽るんであって聖人を偽るのではないですがね。

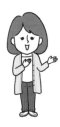

ですが、いずれにしても、そもそも彼女の生涯に関する情報が不足しており、同時代の記録は彼女が心身ともに健全であったということで意見の一致がみられていること、現代に至るまでに彼女の存在は神格化にも近い待遇を受けていることなどから、彼女の神秘体験を医学的に説明する確定的な定説は存在しえないといえます。

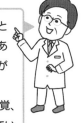

それは慎重な態度です。この線でいくとキリストも統合失調症といった話になりますからね。ジャンヌの症状はまずは幻聴で、あとの症状はそこから二次的に生じたとみてみると、違った診断が出てきますよ。

松浦は、過去の文献を調べて、ジャンヌの診断は、断食による幻覚、統合失調症、演技性パーソナリティ障害といった説があると述べています。君の意見とだいたい同じです。そして、松浦自身は側頭葉てんかん説、とりわけ**聴覚症状を伴う特発性部分てんかん**（idiopathic partial epilepsy with auditory features：IPEAF）説に与しています。つまり幻聴がてんかん発作の内容という説です。13歳からてんかん原性の幻聴があって、最初は何を言っているのかわからない。それが4年ほど続いてフランスを救えとの神からの命令だと思うようになったのは、当時の社会の宗教的な基盤やジャンヌ自身の素朴な宗教心や愛国心が影響したんでしょうね。この「神の声」は実在感がかなり強かったんでしょう。火あぶりにされようとも聞こえるものは聞こえるのです。その確信があるから自信を持って軍を率いたんでしょう。

医学的視点からは脳内の神経の異常な発火に過ぎなかったわけですが。もし「神の声」が虚偽なら、処刑裁判で保身に走ったのではないでしょうか。また、当時、今の医療水準があったとして、治療によって幻聴が消えたら、ジャンヌは絶望したかも知れませんね。

参考文献
- 髙橋正雄：ジャンヌ・ダルクの啓示 —— 世界史上の三大幻聴．病跡誌 1995；49：2-11
- 松浦雅人：ジャンヌ・ダルク．Epilepsy 2007；1：143-6

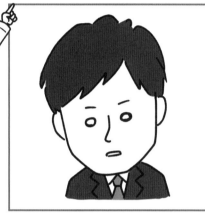

ドラマで統合失調症とされてるからって

🔊 **近藤直弼**

出典　ドラマ『半沢直樹』,
TBS テレビ,
2013 年
池井戸潤：オレた
ちバブル入行組 /
オレたち花のバブ
ル組,　文藝春秋,
2004 年・2008 年

人物紹介

　　　　　主人公・半沢直樹の同期の社員である。半沢直樹と共に東
　　　　京中央銀行に就職。優秀で早くから課長代理として出世し
　　　　たが、そこで結果を出すことができないでいた。
　　　上司からも「いなくても同じだ」と言われ机をドンドンと
叩きながら怒られると、頭の中で黒い液体がぽたぽたと落ち、黒色で一
面が覆われるような感覚に襲われた。こういったストレスが原因で半年
間休職。その後、銀行からタミヤ電機の経理部長に出向。出向先では同
僚たちに「元銀行さん」などと言われ孤立している。社長からはどうに
かして銀行から融資を取ってくるよう指示されるが、資料作成には協力
してもらえない。銀行に行き計画書を見せると、融資の担当から却下さ
れ「もっと正確な数字を入れてこい」ときつく言われた。机を叩きなが
ら文句を言われると、頭が痛くなり再び黒い液体が垂れるような感覚に
襲われ、近くにあった雑誌に書かれた数字や金庫の暗証番号を連呼しは
じめる。

考　察

　ドラマ『半沢直樹』では同期の近藤が描かれたシーンは多くないが、上司のパワハラまがいの言動をきっかけに発作のようなものが起きる様子が描かれている。「黒い液体がぽたぽたと落ちてくる」という描写が何度か出てくるが、これは脳が溶けていくような体感幻覚を表しているのではないかと推測した。また、周りの数字を連呼する描写については緊張病症候群でみられる一種の常同症のようなものであると考えられる。以上のことから近藤は統合失調症をきたしていると想定される。

　もともと体育会系で銀行員という立場から、生真面目、従順といった病前性格もみられたと考えられる。作中で近藤はストレス性の統合失調症ということになっている。また、原作には近藤直弼はあまり登場してこないため、ドラマでのみ判断をした。なお、近藤が同期の半沢たちとの飲み会の際に「俺また変なことを言ったか」と尋ねるシーンがあり、このことからも以前に何らかの幻覚や思考、会話の障害をきたしていた可能性が高いと考えられる。

「統合失調症」と考えます

教員のコメント
「例外状態」という言い方が適当かと

　医学は素人の脚本家が統合失調症と主張したからって、医学生が真に受けてはいけませんな。だいたい、ストレス性に精神障害が生ずるのはストレス因関連障害群です。心的外傷後ストレス障害などですね。統合失調症も躁うつ病も原因はいまだ不明と教科書に書いてあるでしょう？　もちろん、職場でのいじめを契機に統合失調症を発症したなんていう症例はあります。でも統合失調症の病因は脳に由来する何らかの要因が想定されているので、いじめは「誘因」ではあっても、「原因」とはいいません。「ストレス性の統合失

調症」などと言われた時点で、医学生はドラマだなあと笑ってください。

　総じてドラマや映画の統合失調症の描写は戯画的に過ぎるか、見当違いなことが多いように思います。デヴィッド・クローネンバーグ監督の映画『スパイダー／少年は蜘蛛にキスをする』はハーフウェイハウスに入居する統合失調症の患者が主人公ですが、これは精神科病棟で取材してきたんじゃないかと思うほど、主演のレイフ・ファインズの演技が慢性期の統合失調症患者らしくみえました。そういう作品は非常に稀です。もっともこの映画の後半では幼少期のトラウマ体験が顕わになってきて『半沢直樹』と同じ轍を踏んでいるように思いますが。

　近藤直弼の「発作のようなもの」は、怒りをぶちまけられないままため込んでいて、一時的に「例外状態」（通常と違う一過性の状態）を生じているように思われます。**解離症状**とみるべきでしょう。鬱屈した怒りのなかで、あるいは上司の執拗な文句を聞かないために、意識の変容が起こり、健忘を残しています。黒い液体が溶けた脳ならば、それも怒りの表現という印象を持ちますが、どうでしょう。まわりの数字を連呼するのは「もっと正確な数字を入れてこい」というクレームに対する八つ当たりのようなものに思えます。まあ、脚本家が苦し紛れに作り出した症状なんでしょう。緊張病では語唱といって同じ言葉をずっと繰り返すというものがあります。「点滴、抜いて抜いて抜いて抜いて抜いて抜いて……」といったもので、ぱっと目に飛びこんできた文字を反復することもあるでしょうが、「まわりの数字を連呼」とはちょっと違うと思います。

（小林聡幸）

病的体験の裏に抑圧された性的欲動を読む

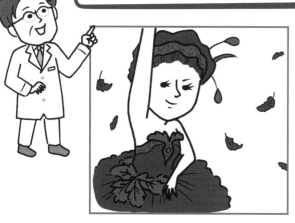

⤵ ニナ・セイ
ヤーズ

出典 ダーレン・アロノ
フスキー監督：
ブラック・スワン
（映画），2010 年

人物紹介

ニナはニューヨークのバレエ団に属するバレリーナ。一緒
に暮らしている母は元バレエダンサーで、ニナにバレエで
の成功の夢を託しており、過保護でもある。恋もせず母と
共にバレエだけに打ち込んできたニナは、ストイックだが、
臆病なところもある。ストレスがかかると無意識のうちに傷がつくほど
背中を掻く癖があり、頻繁にトイレで嘔吐している（食後故意に嘔吐し
ているのかは明確ではないが、体重管理を気にしている）。
念願であった主役の初舞台を手に入れるが、それは清楚な白鳥と情熱的
な黒鳥の相対する二役を演じ切るものだった。完璧を目指すあまりプレッ
シャーがかかり、不安、焦りから幻覚が現れはじめる。ずっと自分を抑え
て生きてきたニナは黒鳥を演ずる表現力が足りず、自分を解放できない
葛藤も抱え、悩んでいた。酔った勢いで麻薬に手を出すと、幻覚の中で
一気に自分を解放する。次第に幻覚と現実の区別がつかなくなっていき、
公演前日には自宅で暴れ回り、公演中も幻覚に惑わされ一時は演技に失
敗し、控え室で幻覚と闘いながら暴れる。続く黒鳥は完璧な演技をみせ
たものの、暴れた際の自傷行為により最後には意識を失ってしまう。

考　察

　明確に幻覚妄想が存在している点では統合失調症の症状であるが、症状の持続期間が6カ月未満であることから現時点では統合失調様障害である。症状が続けば統合失調症となる可能性が高い。ニナの年齢は明示されていないが、20代前半〜半ばと推測でき、統合失調症の好発年齢でもある。

 ## 「統合失調症様障害」と考えます

教員のコメント
「解離性障害」のほうが妥当だと思います

　ニナの体験する病的体験は、ライバルとの同性愛行為や振り付け師との情事、あるいはライバルを殺したと思ったら、自分のからだを刺していたといった情景的なもので、夢に近い印象があります。映画なので、夢のようにしか描きようがないのでしょうが、こうした症状に対しては夢幻様体験という術語もあります。麻薬の影響がどこまであったのかが問題となるでしょうが、真面目で臆病なニナが麻薬を連用することはないと考えていいですかね。

　ニナの幻覚あるいは妄想とされるものは、願望充足的だったり、恐れを表現していたりと、了解可能なもので、解離性の病態の印象が強いと思います。抑圧された性的欲動が夢幻様の体験として出現し、ついには黒鳥を踊る表現のなかに昇華されるものの、その代償は大きかった……というストーリーですよね。統合失調症の病的体験の、その核の部分で謎めいていて不気味なものとは一線を画すようなものです。ずっと自分を抑えて生きてきた人物の無意識が反映した**解離性の幻覚**だからこそ、見る者が惹きつけられてストーリーを追えるのです。統合失調症の了解不能な病的体験を反映した映画はたぶん不条理ものになります。

　歴史的にはヒステリー精神病という概念があるのですが、DSMのような

操作的診断基準では、短期の幻覚妄想状態ということで統合失調様障害になってしまうでしょうね。

（小林聡幸）

 我妻善逸、彼は眠っているのか

　冒頭でレポート数三傑と述べた我妻善逸（『鬼滅の刃』）の学生診断は「境界性パーソナリティ障害」「統合失調症」「ナルコレプシー」「夢中遊行症」「解離性同一性障害」「解離性障害」と喧々諤々だった。善逸は主人公・炭治郎の同期の鬼狩りという重要な脇役。臆病のヘタレで、鬼が怖くて、任務に行くのを泣いていやがるが、恐怖がある一線を越えると眠ったような状態になって本来もっている剣士の腕を振るうというキャラである。

　善逸は危険を前にして人にすがりついて泣いているので、境界性パーソナリティ障害の「見捨てられ不安」があると診立てた学生さん、鬼が怖くて泣いているだけです。善逸には相手の立てる物音から相手の心理状態が聞こえる能力があり、これは幻聴にあたるとして統合失調症説をとる学生さん、それは作品中に「事実」として設定されていることで、作品世界の外から診断するという誤り。ましてや鬼の存在を信じている妄想ってのはいけませんな。眠りながら行動している病態としては確かに夢中遊行症やレム睡眠行動障害が挙がるが、善逸は恐怖のあまり寝てしまうのだろうか。恐怖という交感神経優位の状態から睡眠という副交感神経優位の状態に陥るのは生理的に無理がある。作品のなかでは鼻提灯を作って眠っているような描写もあり、急に眠ってしまうのでナルコレプシーといいたくなる気持ちもわかるが、眠っては戦えないし、夢中遊行症やレム睡眠行動障害では合目的的な行動はとれない。映画が大ヒットした『無限列車編』では鬼の術で眠らされた善逸がそのまま大活躍するのでやはり寝ているのだろうといわれるとぐうの音も出ないが。ナルコレプシーにおいて、極度の感情の動揺で生じるのは情動脱力発作であって、脱力だけに強くなったりしない。

　善逸の場合は解離性の意識変容状態で、恐怖を解離して本来の剣士としての実力が発揮できる状態になっているとみるのがいちばん説明しやすい。その際にほかと明らかに区別されるパーソナリティが生じていれば解離性同一性障害だが、「気絶時の善逸」は恐怖などの感情を解離しているだけで、基本的なパーソナリティに違いはないように思われる。つまり別人格とは言い難い。しかもこの解離によって、善逸は高い社会機能を発揮するので、解離性「障害」でもないということになる。まあ、『ドラゴンボール』をはじめ、「キレて」力を発揮するキャラの系譜だと思うが。

（小林聡幸）

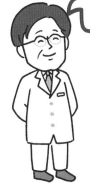

作品に現れる無意識

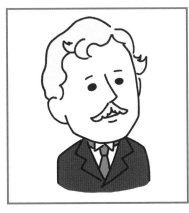

↪ エドヴァルド・
ムンク

出典 ノルウェー，画家，
1863 〜 1944 年

人物紹介

ムンクはノルウェーのロイテンで生まれた。父親は医者、母親はムンクが5歳のとき結核で亡くなった。14歳で姉も亡くなり、これら家族の死は幼少期のムンクに大きな精神的ダメージを与えた。17歳のとき王立絵画大学に入学。26歳でパリに留学したが、その1カ月後父親が亡くなった。3年後、ノルウェーに帰ってきたムンクはなかなか才能が認められることはなかった。その後ベルリンに移住し、数々の名作を描き上げた。代表作『叫び』はムンクの幻覚に基づいて描かれたとされている。

34歳となったムンクはヨーロッパを行き来しながら連作『生命のフリーズ』を制作していった。これは、『生』『死』『愛』『絶望』『不安』『嫉妬』『恥』など、人間性の一側面を描いたものである。36歳でトゥラ・ラーセンという女性と出会い交際をはじめるが、幼少期の家族に関するトラウマや虚弱体質、精神的疾患により自信が持てず、結婚を断り続けたといわれている。

45歳のとき、酒の飲み過ぎと日々のストレスから精神を病み、精神病院へ入院、退院後は画風が明るくカラフルなものが多く、題材も元気に遊ぶ人など、別人のように変化した。1944年、気管支炎により80歳で亡くなった。

考　察

　『叫び』を描いたとき、ムンクは次のように述べている。「私は2人の友人と歩道を歩いていた。太陽は沈みかけていた。突然空が血の赤色に変わった。私は立ち止まり、ひどい疲れを感じて柵に寄り掛かった。それは炎の舌と血とがフィヨルドや街に覆いかぶさるようであった。友人は歩き続けたが、私はそこに立ち尽くしたまま不安に震え、戦っていた。そして私は自然を貫く無限の叫び声を聞いた」。

　つまりムンクは友人と歩いていた際、たくさんの叫び声の幻聴を体験したのである。『叫び』の中央の人物はムンク本人だといわれており、造形の着想はパリ万博で見たペルーのミイラから得たといわれている。『叫び』に表現されたおどろおどろしさや破局的な描写は幻覚体験を表し、どこからか発せられる幻聴に耐えかねて耳を押さえている様子と考えられる。幼い頃からの家族の死、正当な評価を受けないことに対する怒り、女性関係のもつれなどから統合失調症を患ったと思われる。

「統合失調症、アルコール依存症」と考えます

教員のコメント
これは諸説あるんですよ

　ムンクが『叫び』と同様の背景を使って『絶望』を描いたのが1892年、翌93年には例の耳を塞いだ人物に替えた『叫び』のクレヨン画とクレヨン・テンペラ画が、1895年にパステル画とリトグラフが制作されています。さらに1910年頃にまたテンペラ画が描かれています。「自然を貫く無限の叫び声を聞いた」という文言はリトグラフに添えられたものですから、後になってから書き添えられたものですね。「自然を貫く無限の叫び声」は「たくさんの叫び声」ではないでしょう。翻訳によっては「私は自然を貫く、偉大な叫

びを感じた」となっています。これをすぐさま幻聴というわけにはいかないと思います。

　1890年代は『叫び』のほかにも、『絶望』『不安』『メランコリー』『吸血鬼』『マドンナ』など病的なものを示唆するような作品が多いですが、この時期には明らかな症状はほとんどなく、それから10年もたった1904年頃から被害関係念慮が生じ、1908年頃まで病状が発展したとされています。角田によれば「妄想内容は女性から追跡されているという段階から、すべての知人に迫害されている、周囲の皆が自分を監視しているという段階を辿っていった。実際ムンクは入院の直前には、周囲の皆が自分を見ていると訴え、何人もの知人に迫害に抗議する手紙を出し、暴力事件を起こすなど問題行動が目立つようになっていた」ということですから、確かに**統合失調症**が疑われます。もっとも、家族の死、不当な評価への怒り、女性関係のもつれが原因で統合失調症を患ったとはいえません。統合失調症はいまだ原因不明の疾患だからです。

　宮本は統合失調症説に依拠しつつ、『叫び』の頃には病的体験は顕在化していなくとも、ちょうどそのころ彼が陥っていた緊迫した精神状況から「幻覚的意識」が生じ、それが作品に結実したと論じています。

　角田もまた、統合失調症説をとります。角田はムンクの作品を検討しつつ、彼女が統合失調症の基礎症状と考える両価性がそこにみられることを指摘します。その両価性とは「単に両極端の感情の間を揺れ動くといった神経症ないしパーソナリティ障害レヴェルのものではなく、同時に正反対の心的要素が出現するという精神病レヴェルのもの」だったとしています。また宮本はムンクの人物像の真正面からという特徴を統合失調症性のものと考察しています。

　他方、前田河は一連の論文において、母や姉妹の死、精神状態が不安定だった軍医の父の脅威などの生い立ちのハンディキャップのなかで、**境界パーソナリティ構造**を持つに至り、1889年の父の死を契機に、精神的退行と**アルコール依存**に陥って種々の精神症状をきたしたものと考えています。境界パーソナリティ構造というのは境界性パーソナリティ障害とまではいえないが、その傾向が濃厚といったところでしょうか。幾人もの女性と関係し

ても一時的に燃えあがるだけですぐに破局を迎え、生涯独身だったというあたりにそれは示されているでしょう。1908年、コペンハーゲン近郊のダニエル・ヤコブソンの診療所に入院して酒を断ったことが回復に繋がったということになります。もっとも、自我の脆弱性はその後も完全に改善したわけではなく、1931年（68歳）、叔母カーレンが亡くなったときにも一時的に同様の妄想を呈しています。

　確かにムンクにはしたたかなところもあります。個展が1週間で打ち切られる「ムンク事件」で一躍有名になるのをみて、以後、展覧会で絵を売って収入を得るよりも、展覧会の入場料収入のほうに目をつけたそうです。またムンクは自画像が多い画家ですが、自画像によって芸術家としてのプロモーションを行ったという見方もあるようです。創作を続けて80歳まで破綻することなく生き続けています。こうしたところは統合失調症らしくないところです。

　退院後の作品は明るい色調になって、風景画など、モティーフも変わってきます。宮本は「主題の緊迫感がゆるみ、完成度は劣って、全体として作品の価値がはげしく低落したことを思わせる」と創造性の低下を指摘しますが、前田河は後期の作品にも『生命のフリーズ』と同様のモティーフがあり、創作は発展していると評価しています。

（小林聡幸）

参考文献

- オスロ市立ムンク美術館，東京都美術館，朝日新聞社編：ムンク展 —— 共鳴する魂の叫び，図録．朝日新聞社，東京，2018
- 角田京子：エドヴァルド・ムンクが描出した統合失調症性の両価性．病跡誌 2010；80：47-63
- 前田河孝夫：E・ムンク —— 彼は「電気ショック療法」を本当に受けたのか．病跡誌 2001；62：50-6
- 前田河孝夫：E・ムンク —— 油彩『新陳代謝』における諸象徴，および彼の創造性．病跡誌 1998；56：66-77
- 前田河孝夫：E・ムンク ——「生のフリーズ」における創造と病理の結びつき．病跡誌 1996；51：22-32
- 前田河孝夫：E・ムンク —— とくに後半生の創造と病理．病跡誌 1995；49：12-26
- 宮本忠雄：エドヴァール・ムンク．『作品のこころ』を読む（改訂版）．吉富製薬，東京，p.73-6，2007
- 宮本忠雄：病跡研究集成 —— 創造と表現の精神病理．金剛出版，東京，1997

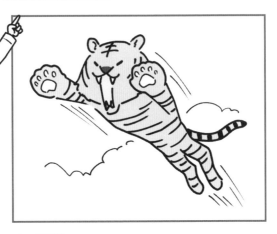

『虎になること』が意味するもの

🔈 李徴

出典 中島 敦：山月記，1942 年

人物紹介

李徴は古代中国の隴西在住の男性で博学で才気あふれる若者だったが、尊大な態度であまり他人と関わろうとしなかった。公務員にあたる職業に就いたが職場に不満を持ちすぐ退職し、山にこもって他人との交流を絶って詩作をしていた。詩人として名を残そうと詩作に励んだがうまくいかず、生活が苦しくなり、以前より待遇の劣る職場に就業した。再就職先でもストレスが大きかったと考えられる。公用で出かけた先で突然発狂し、わけのわからないことを叫びながら走り出し、戻ってこなかった。

翌年、李徴の友人の袁傪は旅の途中で人食い虎に襲われるが、虎は袁傪の姿を見ると、はっとして茂みに隠れる。茂みから「あぶないところだった」という声が聞こえ、それが李徴の声だと思った袁傪は虎に話しかける。李徴は虎になった経緯を語るのだった。

考　察

　「発狂のエピソード」は遁走をしたと考えられる。遁走の際には誰かと会話するような独語もみられたことから幻覚妄想状態だったと考えられる。独語の内容は周囲には理解できない内容だったことはその内容が言葉のサラダであったことを思わせる。遁走後は自らの外見が虎の姿になってしまったと考えており変身妄想と考えられる。また李徴は自分の「尊大な自尊心」を飼い太らせてしまい、自分では制御できなくなったとも述べている。これは作為思考を疑う。人間に戻る時間が減って虎として過ごす時間が日に日に増えているという訴えは思考の障害を思わせる。

　また、李徴自身は実際に天才といえるほどの能力が高い人物ではあるにしても、詩人として名を残したいとまで考えている描写があるが、これは李徴の誇大妄想と考えられる。李徴が周囲の人から注目されていると考えているような発言があるが、注察妄想の可能性がある。

　ちなみに、これが現代日本の話であるとすると、本物の人食い虎がいる可能性もあるが、李徴は近くを通りかかった袁傪に飛びかかりそうになり、また自殺を考える場面もあるので自傷他害の可能性があると考えられる。したがって入院が必要と考えられる。本人が入院の同意があれば任意入院が可能だが同意がなくても応急入院、措置入院、緊急措置入院などの形で入院させる必要があると考える。

「統合失調症」と考えます

教員のコメント
虎になることをどう捉えるかですよねえ

　あれはこう思う、これはこう思うといろいろ気がつくのはいいのですが、そうした諸々の所見を擦り合わせて、ひとりの人物が何かの疾患に罹患して

いるという全体像をイメージできるかが重要ですね。顔は猿に似て、胴体は狸、手足は虎で、尻尾は蛇、鳴き声はトラツグミに似ている、それはいったい何という動物だって、ね。

　まず、遁走は通常は解離性障害に伴うものです。独語があるから幻覚妄想状態と判断するのはちょっと短絡的です。日頃から独語する人もいますので。言葉のサラダは統合失調症の病態がかなり進んで、言語システムが弛緩してきた状態ですので、発症初期にはまずみられません。

　袁傪が李徴と会話するとき、李徴は茂みに隠れていますから、袁傪の視点からすると虎と話しているのか人間と話しているのかわからない状況なので、虎になったというのは李徴の妄想という解釈もありえるかも知れません。獣化妄想はとても稀ですけれど。

　「尊大な自尊心」を飼い太らせてしまい自分では制御できなくなったというのは、作為思考ではないでしょう。堀は病的な自己愛によって李徴が振り回されてしまう状態と解釈しています。いずれにしても、比喩的表現として「飼い太らす」「制御できない」といっているのであって、それを字義的に受け止めて、「制御できない」→「他人からコントロールされている」→「作為思考」などと判断するのを、「字義的」思考といい、統合失調症の症状でみられることがあります。

　虎になることが精神病を発症することの隠喩と考えれば、虎として過ごす時間が日に日に増えているという訴えは病的な状態でいることが増えているという陳述とも捉えられます。なぜ、君がこれを思考の障害と考えるのかはよくわかりませんが。

　「詩人として名を残したいと考えている」のは願望であって、誇大妄想ではないですよね。大した才能もないのに「自分は詩人として名を残す人間だ」と確信していたら、誇大妄想でしょうが。また、李徴が周囲の人から注目されていると考えているのが、実情にそぐわないなら誇大妄想で、注察妄想の場合は注目されているという訴え方はまずしません。「見られている」「監視されている」です。

　虎になるなんてありえないから妄想という線で解釈するか、虎になるということを何かの隠喩（自己愛の病理とか精神病状態とか）と捉えて解釈するか

でだいぶ方向性は変わってくると思います。本当に虎になっている場合、現代日本の話であるとすると、射殺されているでしょうね、措置入院ではなく。街中に出てきた野生動物が射殺されるニュースを見ると心が痛みますが。

（小林聡幸）

参考文献
- 堀　孝文：「山月記」における自己愛の病理. 病跡誌 2018；95：75-84

 今日は言葉のサラダ記念日

　精神医学における症状名は明治時代に入ってきたドイツ語を訳したものなのでむずかしい言葉も多く、学習者には厄介だ。他方、不思議な言葉もある。「言葉のサラダ」ってなんだと思うが、言葉同士の意味の関連が緩んでしまい、脈絡のない単語を羅列するような状態をいう。

　日本人にとってサラダというとお皿に小綺麗に盛り付けた料理のイメージがあるが、欧米ではサラダというとサラダボウルに野菜を投げ込んだものといったイメージらしい。それで言葉のサラダ。日本語なら「言葉のごった煮」のほうがイメージしやすいかも知れない。むずかしい言葉だと「観念奔逸」など。ひとつひとつの考えに関連はあるけれど、どんどんそれていってしまうような状態で、躁状態のときにみられる。言葉のサラダの話をしていたら、『サラダ記念日』を連想し、話は和歌のことになって、古文の授業を思い出し、古文教師は臼井先生だったな、ウスイといえば育毛剤などとどんどん思考が飛んで、その頃には最初に言葉のサラダの話をしていたのも失念してしまうといった感じ。もともとのドイツ語はただ「思考が飛ぶ」という言葉なのだが、難しい漢字をあてたものだ。「カンネンホンイツ」なんていうと、私は麻雀の役の名前のような気がしてしょうがないのだが。

（小林聡幸）

あとがき

　あとがきから読み始める読者のために、まずは簡単な解説を加えておきたい。本書はアニメや漫画・映画などの物語、歴史上の人物に対する精神医学的診断と考察で構成されている。そして、そのもととなった題材は自治医科大学医学部学生諸氏によるレポートである。

　2020 年 4 月当時、未知の感染症であった SARS-CoV-2 が世界中で猛威を振るい、日本全国にも緊急事態宣言が発令された。その影響で、対人接触を伴うすべての講義・実習が中止に追い込まれた。最も割りを食ったのは寮内での軟禁生活を強いられた本学学生諸氏なのだが、教員にも一週間で代替の病院実習案を作れ、という大学当局からのまあまあな無茶振りがきた。状況が状況なだけに仕方がなかったのであるが、卒業後に診療所勤務の義務があり、他大学出身者よりもうつ病や認知症などの精神神経疾患の診断・治療に関わる機会が多い本学学生の実習として適切ものとしなければならないミッションがある。そこで生まれたアイデアが、物語などの架空の人物・歴史上の人物の精神医学的診断のレポートを作成させる、というものである。これが実習として適切かどうかはさておいて。

　とはいっても、このアイデア自体は私の中では以前から存在していたものである。そもそも私が精神科に興味を持ったのは、学生時代に観た映画がきっかけである。『羊たちの沈黙』『氷の微笑』といったサスペンス映画に出てくる精神科医達には強く惹きつけられるものがあった。特に、ハンニバル・レクター博士はちょっと髪の毛が薄いけれどカッコよかった。その中には、非日常的なものに対する漠然とした憧れもあったのだろう。平凡な学生が平凡に生きていれば、そう簡単にドラマチックな出来事に出くわすはずもないのだから。コラムにも書いたが、『北斗の拳』の下衆なキャラ分析を始めたきっかけはレクター博士にインスパイアされた影響である。医師になってからは映画を観る機会が随分と減ってしまったが、自閉症の臨床に携わるようになって『レインマン』のクオリティの高さに感心させられることとなった。自閉症を題材としたドラマの監修に東海地区の自閉症自助団体が積極的

に関与しているところを見る機会があり、いつしかこのような題材を教育に活かすことができないか、ということをぼんやりと考えていた。

　このレポートの「実習」としての狙いは以下の2点である。ひとつは、自粛生活中の学生諸氏のモチベーションを下げないこと、もうひとつは精神疾患をより身近に感じてもらう、ということである。前述の通り、本学学生は卒業後に精神神経疾患を有する患者さんの診療にあたることが多くなるが、精神神経疾患というものはどうしても誤解されやすく、偏見の対象にもなりやすい。そこで本学の実習では、実際の患者さんに接することで、精神神経疾患はそれほど特別なものではない、という体験をしてもらうか、あるいは自分の中にあるかもしれない苦手意識や偏見を自覚してもらう、ということを第一の目的としてきた。結局のところ、リモート実習でこの目的に近づくためには、学生諸氏に自らキャラを選んでもらう、というこの課題を選ぶしかなかったのである。

　裏話はここまでにして、実際に学生諸氏の提出したレポートを読んでみると、これが実に面白かった。彼ら／彼女らは、この無茶振りともいえる課題に真剣に取り組んでくれた。学生諸氏がここまでしてくれたのであれば、われわれ教員も真剣に答えなければならない。特に、怒涛の勢いで「教員のコメント」を次々と作成していく小林教授には大変助けられた。また、本書を作成する過程で感心させられたのが、架空の人物のキャラ設定の緻密さである。本文中に登場する人物はいずれもその人格が精神医学的な矛盾を生じることなく成立している。おそらくプロトタイプとなる実在の人物がいるのではないかと想像するが、それでも完璧なまでにリアルに描ききった作家の方々の慧眼には感服せざるを得ない。心から敬意を表したい。さらに気づかされたのが、精神神経疾患がモチーフとなって描かれたキャラの多さである。これは私もあまり意識していなかったのだが、メジャーな作品の主要登場人物の精神神経疾患の有病率は比較的高いようである。ぜひ、別の機会に一般人口との比較を考察してみたい。この点においては、偏見が多いといわれる日本社会でも、精神神経疾患は結構受け入れられているではないかと思われる。

最後になるが、ここで学生諸氏にあらためて感謝を述べたい。お馬鹿なことを真面目にやるのが大好物な私の趣味に付き合ってくれてありがとう。また、構想の段階から貴重な助言をいただき、版権の問題では大変なご苦労をおかけしてしまった金原出版の大塚めぐみ氏、中立稔生氏、大人の事情による配慮の行き届いたデフォルメイラストや私たちにそっくりな似顔絵を作成していただいたイラストレーターの石井里果氏にも感謝を申し上げたい。本書を手に取ってくれた読者の方々が、精神神経疾患を少しでも身近に感じていただけたらこれほど喜ばしいことはない。自治医科大学の建学の精神は「医療の谷間に灯をともす」というものであるが、精神神経疾患は外から見えにくいものであるため「医療の谷間」となりやすい側面がある。本書がこれらの世界に「灯をともす」ものとなることを願ってやまない。

　2022 年夏、灼熱の下野の地にて

自治医科大学精神医学講座
須田史朗

2020 年度医学部 4 年生

一宮良輔、五反田航希、後藤美優、田村優弥、藤井唯斗、堀切海都、渡谷麻奈、岩淺大樹、緒方雅真、鴨井章吾、菊地辰郎、倉重陽一郎 、笹目瑠、塚本進之介、中嶋雄大、小川雅文、阿久根章矢、工藤祐司、相馬輝、林將暉、比企穂乃佳、増井将樹、八鍬晴香、山本詩音、菊地徹、志村吉弘、中平啓倫、林田直子、三浦直樹、三﨑真依、山下裕一郎、山本岳、大多和宏季、加藤直人、酒井利樹、辻本崇利、津本真帆、宮井秀彬、森澤一惠、淺野晃平、大西一平、利部美和、熊谷伊織、髙木爽太郎、波多野憲、宮川洋一、森田康平、山根尚真、岩瀬雅哉、片山健朗、齊藤流、篠原圭一郎、島﨑愛、多田紗耶加、山田将大、笹岡祐良、岩崎春香、大朏昂史、小口智大、兼城俊太郎、清水千尋、寺田尚平、藤野智、渡邉諒、石井快空、伊藤彩夏、大野政汰、鎌田航平、武田優子、德田和也、西間木隆平、藤井樹、大野妃香、岡本雅也、九田隆太郎、佐藤大輔、中田隆翔、福田真由、山﨑博貴、小野宙輝、足立達彦、飯塚健太、勝野快、勝山貴啓、輿石蘭夢、冨士野爽、細田佳枝、安川賢司、小川翔、鈴木彪矢、髙橋沙矢加、竹ヶ原直輝、長田一希、永禮あすか、八木仁志、渡邉伊織、青木正太、阿部強、上田雄亮、田中大也、中尾聡志、長澤拓、鉄村健人、石井佑樹、荻野和樹、河野多恵、筥和哉、西岡秀悟、樋口智紀、藤井陽加エイプリル、赤沼星哉、木下アンリ、小泉幸基、南木航佑、藤盛真佑、森本翔偉、山内大生、石川祐、岩崎大成、後藤すみれ、塩谷駿人、永井翼、廣瀬一樹、深松美南、大石彩加

2020 年度医学部 5 年生

梅田穂奈美、田代京一郎、田中航平、西山千里、米山真里菜、小野覚、梶谷紗代、須田海斗、根来瑞季、東舘紗貴、藤本真輝

2020 年度医学部 6 年生

粟山高寛、石嶋貴、鈴木奈緒美、腰塚悠太、菅原未来、杉本千晃、永井裕太

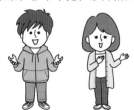

INDEX

用語・用字

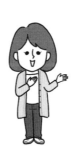
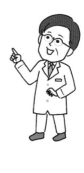

キャラクター・作品

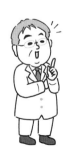
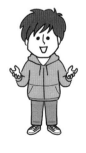

著者紹介

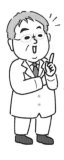

▶ 須田　史朗 （すだ・しろう）

自治医科大学教授。博士（医学）。専門は臨床精神医学、分子精神医学、社会精神医学。
東京都生まれ。東北大学卒業。共編著に『摂食障害入院治療 ―― 超低体重と多様性』（星和書店）。
趣味は車いじり、イヤホン集め。好きなキャラクターは千石うぐいす、龍宮寺堅（ドラケン）。
診断は「診断閾値以下（？）のADHD」

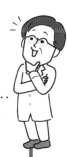

▶ 小林　聡幸 （こばやし・としゆき）

自治医科大学教授。博士（医学）。専門は臨床精神医学、精神病理学、病跡学。
長野県生まれ。自治医科大学卒業。著書に『行為と幻覚 ―― レジリアンスを拓く統合失調症』（金原出版）、『音楽と病のポリフォニー ―― 大作曲家の健康生成論』（アルテスパブリッシング）など。
ヴィオラ、ゴールデンドゥードル、マクロレンズを愛する。好きなキャラクターは、ゴジラ。
診断は「間欠性爆発性障害」

キャラクターが来る精神科外来

2022 年 9 月 30 日　第 1 版第 1 刷発行

著　者　須田 史朗
　　　　小林 聡幸

発行者　福村 直樹

発行所　金原出版株式会社

　　　　〒 113-0034　東京都文京区湯島 2-31-14
　　　　電話　編集 (03) 3811-7162
　　　　　　　営業 (03) 3811-7184
　　　　FAX　　(03) 3813-0288　　　ⓒ須田史朗・小林聡幸, 2022
　　　　振替口座　00120-4-151494　　　検印省略
　　　　http://www. kanehara-shuppan.co.jp/　　*Printed in Japan*

ISBN 978-4-307-15074-3　　　印刷・製本 / 株式会社加藤文明社
　　　　　　　　　　　　　　　ブックデザイン / クニメディア株式会社
　　　　　　　　　　　　　　　イラスト / 石井里果

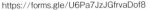

WEB アンケートにご協力ください

読者アンケート（所要時間約 3 分）にご協力いただいた方の中から
抽選で毎月 10 名の方に図書カード 1,000 円分を贈呈いたします。
アンケート回答はこちらから ➡
https://forms.gle/U6Pa7JzJGfrvaDof8